Ratgeber Bulimie

Ratgeber Kinder- und Jugendpsychotherapie
Band 36

Ratgeber Bulimie

Prof. Dr. Simone Munsch, Dr. Felicitas Forrer

Die Reihe wird herausgegeben von:

Prof. Dr. Manfred Döpfner, Prof. Dr. Charlotte Hanisch, Prof. Dr. Nina Heinrichs, Prof. Dr. Dr. Martin Holtmann, Prof. Dr. Paul Plener

Die Reihe wurde begründet von:

Manfred Döpfner, Gerd Lehmkuhl, Franz Petermann

Simone Munsch
Felicitas Forrer

Ratgeber Bulimie

Informationen für Betroffene, Eltern, Lehrkräfte und weitere Bezugspersonen

hogrefe

Prof. Dr. Simone Munsch, geb. 1970. Seit 2011 Professorin für Klinische Psychologie und Psychotherapie am Departement für Psychologie der Universität Freiburg (Schweiz) und dort auch Leiterin der Psychotherapeutischen Praxisstelle; zudem Ko-Direktorin der Weiterbildung in Kognitiver Verhaltenstherapie mit dem Schwerpunkt Kinder, Jugendliche und junge Erwachsene an den Universitäten Zürich und Freiburg.

Dr. Felicitas Forrer, geb. 1990. Seit 2021 Ko-Leitung und Psychotherapeutin an der Psychotherapeutischen Praxisstelle am Lehrstuhl für Klinische Psychologie und Psychotherapie der Universität Freiburg (Schweiz); Dozentin in postgradualen Weiterbildungen sowie Lehrtätigkeit an der Universität Freiburg (Schweiz).

Bibliografische Information der Deutschen Nationalbibliothek
Die Deutsche Nationalbibliothek verzeichnet diese Publikation in der Deutschen Nationalbibliografie; detaillierte bibliografische Daten sind im Internet über http://dnb.dnb.de abrufbar.

Hogrefe Verlag GmbH & Co. KG
Merkelstraße 3
37085 Göttingen
Deutschland
Tel. +49 551 999 50 0
info@hogrefe.de
www.hogrefe.de

Umschlagabbildung: © iStock.com / SHipskyy
Illustrationen: Klaus Gehrmann, Freiburg; www.klausgehrmann.net
Satz: Ronald Weller, Hogrefe Verlag GmbH & Co. KG, Göttingen
Druck: mediaprint solutions GmbH, Paderborn
Printed in Germany

1. Auflage 2026

(E-Book-ISBN [PDF] 978-3-8409-2820-8; E-Book-ISBN [EPUB] 978-3-8444-2820-9)
ISBN 978-3-8017-2820-5
https://doi.org/10.1026/02820-000

Zielsetzung des Ratgebers

Die Bulimia nervosa (BN) ist eine Essstörung, bei der Betroffene wiederkehrende Essanfälle erleben, die sie durch sogenannte Kompensationsmaßnahmen auszugleichen versuchen, um eine Gewichtszunahme zu verhindern. Beispiele für solche Kompensationsmaßnahmen sind selbst herbeigeführtes Erbrechen, übermäßiges Sporttreiben, exzessives Fasten oder der Gebrauch von Abführmitteln.

Die Bulimia nervosa bzw. Bulimie entwickelt sich meistens im Jugendalter (Adoleszenz) oder im jungen Erwachsenenalter, wobei Mädchen und Frauen häufiger betroffen sind als Jungen und Männer. Zusammen mit anderen Essstörungen gehört die Bulimie zu den psychischen Störungen mit den schwerwiegendsten körperlichen Begleiterscheinungen und verläuft häufig chronisch oder wiederkehrend. Die Erkrankung belastet Jugendliche und ihre Familien deutlich und kann zu erheblichen Beeinträchtigungen in verschiedenen Lebensbereichen wie beispielsweise in der Schule, bei Freundschaften und in der Familie führen. Entsprechend stehen betroffene Jugendliche und ihre Angehörigen einer Reihe von Herausforderungen gegenüber.

Dieser Ratgeber richtet sich an betroffene Jugendliche, ihre Eltern, Lehrkräfte und weitere Bezugspersonen aus ihrem Umfeld. Es wird erklärt, woran man eine Bulimie erkennt, welche weiteren Probleme mit der Störung einhergehen können und welche Faktoren zur Entstehung und Aufrechterhaltung einer Bulimie beitragen. Ein weiteres Ziel des Ratgebers ist, Betroffenen und ihren Bezugspersonen konkrete Hilfestellungen und Strategien für den Umgang mit den Symptomen der Bulimie und den damit verbundenen Belastungen zu geben. Im Jugendalter ist es besonders wichtig, dass Eltern und andere Bezugspersonen Verantwortung an die Jugendlichen abgeben und zugleich genug Unterstützung bieten. Der Ratgeber soll helfen, diese Gratwanderung auch in Bezug auf den Umgang mit der Bulimie zu meistern. Dabei ist es uns besonders wichtig, Eltern darin zu bestärken, gerade die Persönlichkeitsanteile ihres Kindes zu stärken, die nichts mit der Bulimie zu tun haben.

Die im Ratgeber gebotene Unterstützung zur Selbsthilfe kann eine Behandlung durch eine Fachperson nicht ersetzen, sondern ist als Ergänzung zu einer evidenzbasierten Behandlung zu verstehen.

Der Ratgeber ist Bestandteil der Reihe „Leitfaden Kinder- und Jugendpsychotherapie“ und ergänzt den entsprechenden Hauptband *Bulimia nervosa* (Munsch & Forrer, 2026), der sich vor allem an Fachleute aus dem Bereich Kinder- und Jugendpsychotherapie, Kinder- und Jugendpsychiatrie und Kinder- und Jugendmedizin wendet.

Freiburg (Schweiz), Mai 2026

Simone Munsch und
Felicitas Forrer

Inhaltsverzeichnis

1 Kennst du das? Kennen Sie das?

Sarah, 17 Jahre, berichtet: „Ich erlebe mehrmals die Woche abends heimlich Essanfälle in meinem Zimmer. Dort horte und verstecke ich Lebensmittel wie Chips, Kekse, Schokolade, Brötchen, Cola usw., die ich während eines Essanfalls dann schnell und durcheinanderesse und trinke, bis mir richtig übel ist. Die Nahrungsmittel besorge ich mir von meinem Taschengeld, was mich immer wieder in Geldnöte bringt, da ich mir das Essen ja irgendwie besorgen muss. Von zu Hause kann ich mir die Lebensmittel nicht nehmen, da dies auffallen würde. Ich habe auch schon kleinere Geldbeträge von meinen Eltern gestohlen, um mir etwas zu kaufen, was natürlich aufgeflogen ist. Das führte zu Streit, wobei ich meinen Eltern bisher die Wahrheit nicht sagen konnte, wofür ich das Geld brauchte – es ist mir zu peinlich. Ich kann die Essanfälle nicht mehr stoppen und erlebe bereits am Tag einen starken Drang nach Nahrung, sodass ich mich häufig auf nichts anderes mehr konzentrieren kann. Nach Essanfällen übergebe ich mich regelmäßig, um nicht an Gewicht zuzunehmen. Manchmal hasse ich meinen Körper richtiggehend und ich mache mir große Sorgen, dass ich durch die Essanfälle weiter an Gewicht zunehmen könnte. Daher fand ich es zu Beginn ehrlich gesagt noch recht praktisch, dass ich mich nach einem Essanfall übergeben konnte, weil ich mir dann keine Sorgen mehr um eine Gewichtszunahme machen musste. Doch rasch merkte ich, dass ich auch das Erbrechen nicht mehr stoppen konnte. Was ich anfangs für praktisch hielt, ist jetzt ein Problem, weil ich jetzt auch häufiger nach einer normalen Mahlzeit aufs Klo gehe und das Essen erbreche. Mittlerweile vergeht kein Tag, an dem ich nicht ans Essen, an meinen Körper und ans Kompensieren denke. Ich fühle mich beim Essen kurz entlastet und denke während des Essanfalls an nichts. Kurz darauf realisiere ich, dass es schon wieder passiert ist, und ich stecke mir den Finger in den Hals, damit ich erbreche. Danach fühle ich mich elend, traurig und schuldig. Und dabei bin ich ständig allein. Ich merke, dass ich mich in den letzten Jahren zurückgezogen habe: von meinen Freunden nach Hause und zu Hause in mein Zimmer. Innerlich natürlich auch, denn ich schaffe es noch nicht, das, was mich am meisten beschäftigt, mitzuteilen."

Die Eltern von *Lena,* 16 Jahre, machen sich große Sorgen um ihre Tochter, die sich zunehmend zurückzieht, häufig traurig oder gereizt wirkt und in der Schule Motivationsprobleme hat, was sich inzwischen auch auf die Noten auswirkt. Die Eltern bemerken seit mehreren Monaten, dass mehrmals pro Woche größere Mengen an Lebensmitteln, vor allem hochkalorische Lebensmittel wie Chips und Süßigkeiten, verschwinden. Gleichzeitig kommt es bei gemeinsamen Mahlzeiten am Familientisch zu Diskussionen, weil Lena nur noch eingeschränkt Kohlenhydrate zu sich nehmen möchte und sich genau jene Lebensmittel, die häufig aus den Vorratsschränken verschwinden, verbietet. Manchmal erscheint Lena auch gar nicht zum Essen. Zusätzlich zum Essverhalten machen sich die Eltern auch deshalb Sorgen um Lena, weil sie inzwischen mehrere Stunden pro Tag Sport treibt. Die Familie von Lena ist sportlich und legt großen Wert darauf, zusammen Sport zu treiben und sich draußen zu bewegen. Lenas Mutter ist jedoch besorgt, weil sie mitbekommen hat, dass Lena Verabredungen mit ihren Freundinnen absagt, um dafür noch joggen gehen zu können. Auch schulische Verpflichtungen plant sie um den Sport herum. Auf die Besorgnis der Eltern reagiert Lena abwehrend und wütend. In ihrer Verzweiflung versuchen die Eltern zu regulieren, was und wie viel ihre Tochter isst und wie viel Sport sie treibt, indem sie Druck ausüben. Gleichzeitig schließen sie die Kühl- und Küchenschränke ab, da sie vermuten, dass Lena die Lebensmittel heimlich zu sich nimmt. Die Mutter hat schon leere Verpackungen von Lebensmitteln im Papierkorb in Lenas Zimmer gefunden. Aufgrund des Ess- und Sportverhaltens kommt es zu heftigen Streitereien mit Lena, und das belastet die gesamte Familie.

Leonie, 15 Jahre, erzählt: „Ich habe die Essanfälle meistens am späteren Nachmittag oder abends, wenn ich müde und gestresst von der Schule nach Hause komme und meine Eltern noch nicht zu Hause sind. Ich gehe als erstes in die Küche und esse alles kreuz und quer, was ich gerade im Kühlschrank und in den Schränken finde. Es fühlt sich an, als ob ich ferngesteuert wäre. Ich höre meistens erst mit dem Essen auf, wenn mir übel ist und ich mich schäme, weil ich alles in mich hineingestopft habe. Ich habe große Angst davor zuzunehmen und möchte das Essen nur noch loswerden. So gehe ich nach den meisten Essanfällen rasch auf die Toilette, stecke mir den Finger in den Hals und erbreche, bis ich alles los bin. Das hilft für einen kurzen Moment, die Angst vor einer Gewichtszunahme zu lindern. Nur wenige Minuten später bin ich jedoch extrem enttäuscht von mir und hasse mich dafür, dass ich selbst so etwas Einfaches und Natürliches wie Essen nicht im Griff habe. Meine Eltern wissen von den Essanfällen und dem Erbrechen. Sie versichern mir immer wieder, dass ich mit ihnen darüber sprechen kann und sie mir helfen möchten.

Sie machen zudem Druck, mir Hilfe zu organisieren. Das ist aber schwierig für mich, weil ich mich sehr schäme und auch niemandem zur Last fallen möchte. Am liebsten würde ich einfach alles verdrängen. Daher versuche ich nach Essanfällen, die Spuren heimlich zu verwischen, und entsorge zum Beispiel die Verpackungen der Lebensmittel, die ich gegessen habe, in einem öffentlichen Abfalleimer in unserer Straße. Ich schwöre mir nach jedem Essanfall, es am nächsten Tag besser zu machen, und werde so immer wieder aufs Neue enttäuscht von mir."

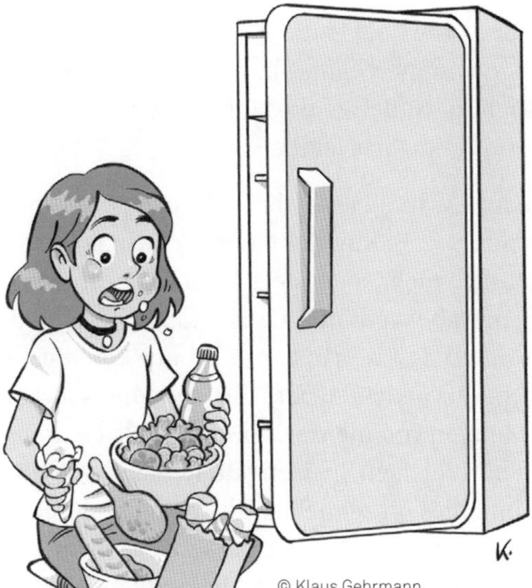

2 Woran erkennt man eine Bulimie?

2.1 Kernmerkmale der Bulimie

Die Bulimie (Fachleute sprechen von Bulimia nervosa) zählt neben der Anorexie bzw. Anorexia nervosa und der Binge-Eating-Störung zu den drei häufigsten Essstörungen im Jugend- und jungen Erwachsenenalter.

Wie aus den Beispielen in Kapitel 1 hervorgeht, hat die Bulimie zwei Hauptmerkmale:

- wiederkehrende Essanfälle, die wöchentlich bis mehrmals täglich auftreten können,
- regelmäßiges Kompensationsverhalten (z. B. Erbrechen, Fasten, exzessives Sporttreiben) nach Essanfällen, um einer Gewichtszunahme entgegenzusteuern.

Im Unterschied zur Anorexie, bei der es ebenfalls zu Essanfällen und Kompensationsverhalten kommen kann, sind Jugendliche mit Bulimie typischerweise normalgewichtig, wobei sie bei länger andauernder Erkrankung auch an Übergewicht und Adipositas leiden können.

Essanfälle. Bei einem Essanfall essen betroffene Jugendliche innerhalb eines bestimmten Zeitraums (z. B. innerhalb einer Zeitspanne von zwei Stunden) typischerweise deutlich mehr, als andere Jugendliche im vergleichbaren Zeitraum essen würden. Dabei verlieren sie die Kontrolle darüber, was sie essen, wie viel und wie schnell sie essen und in welcher Reihenfolge sie die Lebensmittel konsumieren. Das bedeutet, dass die Jugendlichen wahllos und unkontrolliert größere Mengen von mehreren hundert bis mehreren tausend Kilokalorien an süßen und salzigen Speisen durcheinanderessen (was gerade zur Verfügung steht) und dies oft schnell und ohne, dass sie sich dessen bewusst werden (viele Jugendliche beschreiben, dass sie das Essen in sich hineinstopfen oder herunterschlingen). Die meisten Jugendlichen können erst mit dem Essen aufhören, wenn sich ein unangenehmes Völlegefühl oder sogar Übelkeit einstellt. Manche Jugendliche berichten, dass sie den Essanfall bei unerwartetem Kontakt (Besuch, Eintreffen der Familie oder eines Mitbewohners in einer WG) unterbrechen und später fortsetzen können. Der Kontrollverlust über das eigene Essverhalten und das damit verbundene Gefühl, der Situation bzw. dem Essanfall ausgeliefert zu sein, unterscheidet Essanfälle vom gelegentlichen Überessen, wie wir es alle kennen. Entsprechend sind Essanfälle mit einem hohen Leidensdruck und direkt nach dem Essanfall oder den Kompensationsmaßnahmen häufig mit starken Schuld- und Schamgefühlen verbunden. Dies führt dazu, dass die Essanfälle fast immer heimlich und dann stattfinden, wenn die Jugendlichen allein sind. Während eines Essanfalls werden typischerweise leicht verfügbare Nahrungsmittel gegessen, die viele Kalorien enthalten (z.B. Süßigkeiten, Chips, aber auch Essensreste). Häufig sind es genau die Speisen, die sich die Jugendlichen im Rahmen regulärer Mahlzeiten verbieten oder deren Konsum sie stark einschränken mit dem Ziel, ihr Gewicht und ihre Figur zu regulieren.

Den Essanfällen geht meist ein starkes Verlangen nach Essen voraus, das sogenannte „Craving", das zunimmt, bis es zum Essanfall kommt. Auslöser von Craving und Essanfällen können von Person zu Person unterschiedlich sein. Häufige Auslöser sind restriktives Essverhalten (d.h., wenn man die Menge oder Auswahl der Nahrungsmittel einschränkt, die man zwischen den Essanfällen zu sich nimmt), Müdigkeit, unangenehme Gefühle oder Stress.

Kompensationsverhalten. Jugendliche mit Bulimie haben ein sehr negatives Körperbild, das sich durch eine hohe Unzufriedenheit mit dem Gewicht bzw. der Figur und einer andauernden Angst vor einer Gewichtszunahme äußert. Diese anhaltenden Figur- und Gewichtssorgen sind sehr belastend und führen dazu, dass Jugendliche mit Bulimie nach Essanfällen versuchen, einer Gewichtszunahme entgegenzuwirken und die aufgenommenen Kalorien wieder loszuwerden, indem sie etwas dagegen tun. Diese Verhaltensweisen werden Kompensationsmaßnahmen genannt. Die häufigste Kompensationsmaßnahme ist das absichtliche Erbrechen (durch mechanische Reizung z.B. mit dem Finger oder durch Substanzen, die den Brechreiz fördern, wie z.B. Salzlösungen). Weitere Methoden, die betroffene Jugendliche anwenden, um die zugeführten Nahrungsmengen wieder loszuwerden, sind exzessives bzw. zwanghaftes Sporttreiben und Fasten sowie der Missbrauch von Abführmitteln (Laxanzien) und Entwässerungsmitteln (Diuretika). Selten angewendete Kompensationsmaßnahmen, die meistens in Kombination mit anderen Kompensationsmaßnahmen auftreten, sind u.a. der Missbrauch von Schilddrüsenhormonen, Einläufe (Klistieren) oder Saunabesuche. Manche betroffene Jugendliche verhindern die Aufnahme von Kalorien, indem sie die Nahrungsmittel zwar kauen und dann ausspucken. Bei gleichzeitig vorliegendem

Diabetes mellitus kann es vorkommen, dass betroffene Jugendliche ihr Gewicht durch die Reduktion des Insulins oder den vollständigen Verzicht darauf regulieren.

Während die Kompensationsmaßnahmen zu Beginn der Entwicklung einer Bulimie bewusst von den Jugendlichen durchgeführt werden, kann es im Verlaufe der Störung dazu kommen, dass z. B. der Brechreiz fast automatisch ausgelöst wird und die betroffenen Jugendlichen gar nicht anders können, als zu erbrechen. Dies führt dazu, dass einige Jugendliche im Verlaufe der Bulimie nicht nur nach Essanfällen, sondern auch nach regulären Mahlzeiten Kompensationsverhalten zeigen. Bei Jugendlichen, die mehrere Methoden zur Kompensation anwenden, ist die Bulimie häufig schwerer ausgeprägt, und sie sind insgesamt psychisch stärker belastet.

2.2 Woran erkenne ich eine ernstzunehmende Belastung und Schwierigkeiten mit dem Essverhalten?

Anders als bei der Anorexia nervosa sieht man Jugendlichen mit Bulimie die Essstörung aufgrund des Normalgewichts nicht an. Da die Bulimie mit viel Scham verbunden ist, fällt es Jugendlichen schwer, sich Eltern und anderen Vertrauenspersonen in Bezug auf ihre Belastung zu öffnen, und sie versuchen häufig, die Essstörung vor der Familie geheim zu halten. Manche Jugendliche versuchen zu Beginn, die Auffälligkeiten im Essverhalten herunterzuspielen, oder sie können ihr Denken, Erleben und Verhalten in Bezug auf den Körper und das Essverhalten selbst nicht einordnen.

Anzeichen für Schwierigkeiten mit dem Körper und dem Essverhalten sind für die Familie und Bezugspersonen nicht immer leicht zu erkennen und einzuordnen. Das liegt daran, dass vorübergehende emotionale Belastungen, Unzufriedenheit mit dem sich stark verändernden Körper während der Pubertät und gewisse Schwierigkeiten in der Verantwortungsübernahme beim Essen zur normalen Entwicklung von Jugendlichen dazugehören und noch kein Grund zur Besorgnis sind. Anzeichen für die Entwicklung einer ernstzunehmenden psychischen Störung wie der Bulimie sind meistens erst über einen längeren Zeitraum (von mindestens vier Wochen) zu beobachten und betreffen meist mehrere Lebensbereiche. In Tabelle 1 sind Merkmale aufgeführt, die helfen sollen, Anzeichen für Belastung bzw. Schwierigkeiten mit dem Essverhalten einzuordnen.

Tabelle 1: Anzeichen einer erhöhten Belastung und von Schwierigkeiten mit dem Essverhalten

Anzeichen einer allgemein erhöhten Belastung	• *Dauer:* mindestens vier Wochen • *Ausmaß:* mehr als ein Bereich, in dem Belastung berichtet bzw. beobachtet wird • *Substanzielle Veränderungen der Stimmung:* – Anhaltende Reizbarkeit, Wutausbrüche – Anhaltende Niedergeschlagenheit, Traurigkeit – Anhaltende Sorgen, Ängste und Belastung, die aber nicht immer geäußert werden – Sozialer Rückzug: Die Jugendlichen unternehmen weniger mit Freundinnen bzw. Freunden, ziehen sich aus dem Familienleben zurück, teilen sich nicht mehr mit, sind nicht mehr wirklich greifbar für Eltern – Mangelnde Ablenkbarkeit: Die Jugendlichen lassen sich durch positive Aktivitäten nicht mehr von Sorgen, Stress etc. ablenken • *Einschränkung der Flexibilität:* Abweichungen im Alltag verursachen Stress und führen möglicherweise zu Fehltagen in der Schule • *Zunehmender Aufwand*, um Verpflichtungen wie der Schule nachkommen zu können, und/oder Leistungsrückgang
Anzeichen, die auf Schwierigkeiten mit dem Essverhalten hindeuten	• *Dauer:* mindestens vier Wochen • *Ausmaß:* mehr als ein Bereich, in dem Belastung berichtet bzw. beobachtet wird *Essverhalten und essensbezogene Sorgen:* • Größere Mengen an Süßigkeiten und Salzigem, die immer wieder aus den Kühl- und Küchenschränken verschwinden • Essensvorräte, Essensreste und Abfälle (z. B. leere Verpackungen) an ungewöhnlichen Orten (z. B. im Zimmer), die auf den heimlichen Konsum von größeren Mengen an hochkalorischen Speisen hindeuten

Tabelle 1: Fortsetzung

Anzeichen, die auf Schwierigkeiten mit dem Essverhalten hindeuten (Fortsetzung)	• Jugendliche folgen strikten Diäten und schränken dabei die Nahrungsmenge und die Lebensmittelauswahl deutlich ein, um ihre Figur und das Gewicht zu beeinflussen; häufig lassen sie eine oder mehrere Mahlzeiten aus. • Jugendliche reagieren mit Stress, wenn sie sich flexibel auf andere Mahlzeiten oder Ernährungsgewohnheiten einstellen sollen, z.B. auf Klassenfahrt, in den Ferien, beim Essengehen, Übernachten mit Gleichaltrigen etc. • Kalorienzählen • Die Jugendlichen vermeiden gemeinsame Mahlzeiten mit der Familie oder Freundinnen bzw. Freunden oder äußern, dass sie sich nicht wohl dabei fühlen, vor anderen zu essen *Körperbild und Kompensationsverhalten:* • Belastende Figur- und Gewichtssorgen unabhängig vom Gewicht und exzessive Beschäftigung mit dem Körper: – Anhaltende und belastende Sorgen und Grübeleien in Bezug auf den eigenen Körper und die Figur; die Jugendlichen äußern möglicherweise, dass sie sich zu dick fühlen, sie ihr Aussehen nicht mögen, sie abnehmen möchten und sich Sorgen machen, dass sie aufgrund ihres Aussehens nicht gut bei Gleichaltrigen ankommen – Figur und Gewicht haben einen großen Einfluss auf den Selbstwert und das Selbstbild der Jugendlichen – Häufiges Wiegen (z.B. tägliche Gewichtsmessung) – Häufige Überprüfung des Körpers und der Figur durch z.B. Abtasten des Körpers auf neue Fettpolster oder ausgiebige Betrachtung des Körpers im Spiegel, um Veränderungen in der Körperform zu prüfen

Tabelle 1: Fortsetzung

Anzeichen, die auf Schwierigkeiten mit dem Essverhalten hindeuten (Fortsetzung)	– Vermeidung bzw. Verstecken des Körpers, indem z. B. das Tragen von enganliegender Kleidung oder Badeanzügen in der Öffentlichkeit vermieden wird oder indem Videoaufnahmen oder Fotos oder die Betrachtung des Körpers im Spiegel vermieden werden • Starke Gewichtsschwankungen • Jugendliche verbringen auffällig viel Zeit auf der Toilette nach Mahlzeiten • Abführ- und Entwässerungsmittel, die ohne Verschreibung eingenommen werden • Zwanghaft anmutendes Sporttreiben (vgl. folgenden Kasten)

Ein bedeutsamer Hinweis, dass die Jugendlichen problematisches Verhalten zeigen, das über die „normalen" Schwierigkeiten im Jugendalter hinausgeht, ist, wenn das Verhalten zwanghaft wird und nicht mehr flexibel den Anforderungen im Alltag und persönlichen Bedürfnissen angepasst werden kann. Im folgenden Kasten wird diese fehlende Anpassungsfähigkeit (mangelnde Flexibilität) anhand des exzessiven Sporttreibens erklärt, welches häufiger als Kompensationsmaßnahme bei Bulimie eingesetzt wird.

Anzeichen für exzessives, zwanghaftes Sportverhalten

Ein Hinweis auf exzessive körperliche Bewegung ist, wenn eine Person sich zu wiederholtem körperlichem Training *gedrängt* fühlt und der Sport so zeitintensiv ist, dass andere altersentsprechende Alltagsanforderungen (Schulaufgaben, Treffen mit Gleichaltrigen, Familienleben) nicht mehr, oder nur mit hohem Aufwand bewältigt werden können (d. h., der Sport nimmt bis zu mehrere Stunden pro Tag in Anspruch). Jugendliche befolgen dabei starre selbstauferlegte Regeln in Bezug auf den Zeitpunkt, die Häufigkeit und die Dauer des Trainings, um die Figur

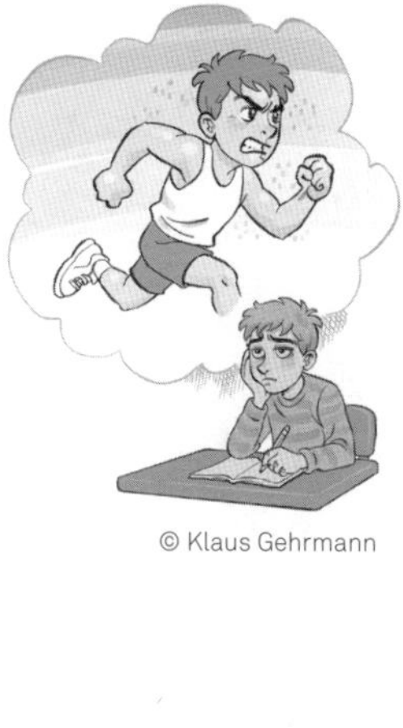

© Klaus Gehrmann

und das Gewicht zu beeinflussen sowie um unangenehme Anspannungszustände und negative Gefühle zu verhindern oder zu reduzieren. Körperliche Belastungs- und Schmerzgrenzen werden dabei häufig missachtet. Wenn die Trainingseinheit nicht wie geplant durchgeführt werden kann oder ganz ausfällt, führt das bei den betroffenen Jugendlichen zu starkem Stress, Anspannung und negativen Gefühlen (wie Angst und Schuldgefühle). Zudem werden andere Tätigkeiten um den Sport herumgeplant bzw. diesem untergeordnet, was zur Vernachlässigung von sozialen, familiären oder schulischen bzw. beruflichen Aktivitäten führen kann.

3 Wann kann man von einer Bulimie sprechen?

Damit Jugendliche die Diagnose einer Bulimia nervosa erfüllen, müssen die in Kapitel 2 beschriebenen Symptome in einer bestimmten Häufigkeit und über einen bestimmten Zeitraum hinweg vorliegen. Ausschlaggebend für das Vergeben der Diagnose sind dabei die aktuell gültigen Diagnosesysteme: zum einen das sogenannte Diagnostische und Statistische Manual Psychischer Störungen (DSM-5) der amerikanischen Fachgesellschaft für Psychiatrie und zum anderen die sogenannte Internationale statistische Klassifikation der Krankheiten und verwandter Gesundheitsprobleme (ICD-11) der Weltgesundheitsorganisation. Im folgenden Kasten sind die Diagnosekriterien der Bulimia nervosa zusammengefasst aufgeführt.

Zusammenfassung der Kriterien für die Diagnose der Bulimia nervosa

- Es gibt wiederkehrende Episoden von Essanfällen, die mit dem Erleben von Kontrollverlust einhergehen.
- Auf die Essanfälle folgt regelmäßig unangemessenes Kompensationsverhalten, um einer Gewichtszunahme entgegenzuwirken.
- Figur und Gewicht haben einen übermäßigen Einfluss auf die Selbstbewertung.
- Die Essanfälle und Kompensationsmaßnahmen müssen mindestens einmal pro Woche auftreten und seit mindestens einem (laut ICD-11) bzw. drei Monaten (laut DMS-5) bestehen.
- Die Symptome führen zu einem Leidensdruck und/oder zu einer erheblichen Beeinträchtigung im täglichen Leben.

Viele Jugendliche erfüllen die im Kasten beschriebenen Diagnosekriterien der Bulimia nervosa nicht, da die Essanfälle und das Kompensationsverhalten z. B. nicht wöchentlich auftreten. Auch solche sogenannten subklinischen Formen der Bulimie sind jedoch behandlungsrelevant, um die Entwicklung einer voll ausgeprägten Bulimie zu verhindern.

4 Wie häufig ist die Bulimie und wer ist betroffen?

Die Bulimie beginnt typischerweise im Jugend- und jungen Erwachsenenalter. Ein Beginn vor der Pubertät ist selten, kann aber vorkommen. Insgesamt leiden ca. 1 bis 3% der Jugendlichen an einer Bulimie, wobei immer mehr Jugendliche davon betroffen sind. Bei Mädchen kommt die Bulimie dabei etwa zehnmal häufiger vor als bei Jungen. Allerdings dürfte die Dunkelziffer der Essstörungen bei Jungen hoch sein, da sie häufig unerkannt bleiben, u.a. auch weil sie dazu tendieren, keine Hilfe in Anspruch zu nehmen. Auch wenn schlussendlich nur ein kleiner Teil der Jugendlichen an einer Bulimie leidet, sind einzelne Symptome und Merkmale einer Essstörung, wie z.B. ständige Sorgen um Figur und Gewicht sowie die Durchführung von Diäten, um Figur und Gewicht zu beeinflussen, weit verbreitet.

Einige Gruppen von Jugendlichen sind besonders gefährdet, an einer Bulimie oder einer anderen Essstörung zu erkranken, da für sie die Auseinandersetzung mit dem Thema Ernährung, dem Körper und damit verbundenen Entwicklungsaufgaben, wie z.B. die Bildung einer stabilen Identität und Sexualität, eine besonders große Herausforderung darstellt. Dazu zählen Jugendliche, die Leistungssport betreiben, und LGBT-Personen. Die Bulimie kommt in diesen Gruppen deutlich häufiger vor als unter Jugendlichen insgesamt.

5 Welche weiteren Probleme treten häufig noch auf?

Eine Bulimie wird meistens begleitet durch weitere psychische Probleme und körperliche Folgeerscheinungen, die im Folgenden aufgeführt und beschrieben werden.

Depressivität. Die Mehrheit der Jugendlichen mit Bulimie berichtet von einer erhöhten Niedergeschlagenheit und Traurigkeit. Die Symptome der Bulimie und damit einhergehende negative Gefühlszustände wie Schuld und Scham drücken vielen Jugendlichen auf die Stimmung. Die niedergeschlagene Stimmung erhöht wiederum die Wahrscheinlichkeit von Essanfällen und Kompensationsverhalten. Somit entsteht häufig ein Teufelskreis aus erhöhter Depressivität und der Bulimie, die sich gegenseitig verstärken. Bei mehr als der Hälfte der Jugendlichen entwickelt sich dabei eine voll ausgeprägte Depression. Jugendliche mit einer Depression leiden zusätzlich zur niedergeschlagenen und depressiven Stimmung u. a. an einer deutlichen Antriebslosigkeit (z. B. morgens schlecht aus dem Bett kommen, allgemeine Motivationslosigkeit), einem Verlust an Freude an Aktivitäten, die ihnen eigentlich Spaß bereiten, innerer Leere, Schlafproblemen, Müdigkeit und Erschöpfung, Anspannungszuständen, starken Selbstzweifeln und dem Gefühl, nichts wert zu sein. Zudem erleben die Jugendlichen oft eine ausgeprägte Hoffnungslosigkeit in Bezug auf die Bulimie und ihre Zukunft und sie ziehen sich von ihrem Freundeskreis und der Familie zurück. Insbesondere im Jugendalter sind auch Suizidgedanken ein häufiges und ernstzunehmendes Thema.

Ängste. Die Mehrheit der Jugendlichen mit Bulimie berichtet von belastenden Ängsten, die sich nicht nur auf die Bulimie beziehen. Dabei handelt es sich häufig um alterstypische Sorgen, die sich auf schulische Leistungen, die Zukunft, alltägliche Anforderungen oder Zugehörigkeit in der Gleichaltrigengruppe beziehen. Im Zusammenspiel mit der Bulimie verstärken sich diese Sorgen häufig und können sehr belastend werden. Zudem werden Jugendliche mit Bulimie von Eltern und Vertrauenspersonen zurückblickend gehäuft als bereits im Kindesalter eher ängstliche Personen beschrieben, mit Hang zum Überdenken und Grübeln. Bei den meisten Jugendlichen mit Bulimie bleibt es dabei nicht bei einzelnen Angstsymptomen, sondern sie entwickeln eine klinisch relevante Angststörung. Am häufigsten und passend zur Entwicklungsphase des Jugendalters ist die soziale Angststörung. Diese zeichnet sich durch eine starke Angst vor negativer Bewertung in zwischenmenschlichen Situationen und in Leistungssituationen aus. Betroffene Jugendliche befürchten, sich peinlich zu verhalten bzw. sich zu blamieren und deshalb von anderen negativ, also z. B. als dumm, uninteressant oder merkwürdig beurteilt zu werden. Betroffene Jugendliche entwickeln daher ein ausgeprägtes Vermeidungsverhalten, um soziale Situationen zu umgehen, und sie ziehen sich zurück, was wiederum die Bewältigung der Bulimie erschwert.

Aufmerksamkeitsdefizit-/Hyperaktivitätsstörung (ADHS). Jugendliche mit Bulimie haben häufig Schwierigkeiten mit der Selbstregulation (Impulskontrolle) und mit dem Belohnungsaufschub. Diese Merkmale treten auch bei Kindern mit ADHS auf. Es ist bekannt, dass bei ca. 20 % der Jugendlichen mit Bulimie zusätzlich eine ADHS vorliegt. Damit tritt eine ADHS allerdings deutlich seltener gemeinsam mit der Bulimie auf als eine Depression oder Angststörungen.

Substanzgebrauch, Selbstverletzung und Borderline-Persönlichkeitsstörung. Jugendlichen mit Bulimie fällt es häufig schwer, ihre Gefühle zu regulieren. Essanfälle und Kompensationsverhalten dienen häufig dazu, negative Gefühlszustände zumindest kurzzeitig zu verringern. Substanzen wie Alkohol oder andere legale und illegale Substanzen haben oft ebenfalls eine entspannende bzw. gefühlsregulierende Wirkung. Deshalb erstaunt es nicht, dass Jugendliche mit Bulimie zur Problembewältigung und im Umgang mit Belastung bisweilen zu Alkohol oder anderen Substanzen greifen. Andere wiederum verletzen sich selbst, indem sie sich z. B. mit einer Rasierklinge ritzen, um negative Anspannungs- und Gefühlszustände zu beenden. Bei manchen Jugendlichen mit Bulimie liegt zudem eine Borderline-Persönlichkeitsstörung vor, die u. a. gekennzeichnet ist durch eine hohe emotionale Instabilität in Form von rasch wechselnden Stimmungszuständen, dem Gefühl der chronischen inneren Leere, aggressiven Emotions- und Verhaltensdurchbrüchen, sowie deutlichen Schwierigkeiten in zwischenmenschlichen Beziehungen (z. B. sehr intensive, aber unbeständige Freundschaften).

Körperliche Folgeerscheinungen. Jugendliche mit Bulimie haben nicht nur ein erhöhtes Risiko für psychische Begleiterkrankungen, sondern erleben häufig auch körperliche Folgeerscheinungen. Bei Mädchen kommt es oft zu Unregelmäßigkeiten im Menstruationszyklus, wobei die Menstruation auch ganz ausbleiben kann. Gründe dafür können Gewichtsschwankungen, Mangelernährung und emotionale Belastung sein. Die starke Einschränkung der Nahrungsmenge und Lebensmittelauswahl zwischen den Essanfällen (restriktives Essen) können Symptome einer Mangelernährung nach sich ziehen, wie z.B. einen niedrigen Glukosespiegel oder diverse Vitaminmängel.

Das selbstinduzierte Erbrechen kann zudem in seltenen Fällen zu ernsthaften körperlichen Folgen führen, wie z.B. Elektrolytstörungen (z.B. starker Kaliummangel), die einen Einfluss auf den Herzkreislauf haben, Herzrhythmusstörungen, Entzündungen oder Schwellungen der Speicheldrüse, Veränderungen der Haut und Haarausfall. Zudem kann die Magensäure als Folge des Erbrechens den Zahnschmelz oder die Speiseröhre schädigen.

Ein chronischer Gebrauch von Abführmitteln kann Nierenschädigungen und eine Abhängigkeit der Darmaktivität von Abführmitteln verursachen.

6 Wie verläuft die weitere Entwicklung der Störung?

Der Verlauf der Bulimie kann von Person zu Person sehr unterschiedlich sein. Bei Jugendlichen befindet sich die Bulimie meist noch im Anfangsstadium und ist noch nicht chronifiziert wie dagegen bei vielen Betroffenen im Erwachsenenalter. Daher erholt sich ein Teil der Jugendlichen im ersten Jahr der Erkrankung auch ohne Behandlung von selbst. Im Langzeitverlauf von sechs Jahren erlebt etwas mehr als die Hälfte der betroffenen Jugendlichen eine vollständige Genesung von der Bulimie, wobei allerdings bis zu 10 % dieser Jugendlichen einen Rückfall erleiden. Etwa 30 % der betroffenen Jugendlichen erfahren zumindest eine leichte Besserung der Bulimie und bei etwa 20 % verläuft sie chronisch, das heißt ohne erhebliche Besserung der Symptome. Entsprechend besteht die Bulimie häufig über einen langen Zeitraum hinweg, die Behandlung der Bulimie ist oft langwierig und geprägt von starken Schwankungen, was die Belastung anbelangt.

Im Jugendalter kommt es im Verlauf von Essstörungen häufig auch zu Wechseln zwischen verschiedenen Essstörungsdiagnosen. Da bei den meisten Jugendlichen das gestörte Essverhalten mit einer rigiden Diät beginnt, findet sich in der Vorgeschichte der Bulimie-Erkrankung nicht selten eine Anorexie oder zumindest einige Symptome der Anorexie. Restriktives Essverhalten begünstigt die Entwicklung von Kontrollverlusten und Essanfällen. Die mit Essanfällen einhergehenden Schuldgefühle und die Angst vor einer Gewichtszunahme treiben die Jugendlichen zu gewichtsregulierenden Kompensationsmaßnahmen wie Erbrechen oder exzessivem Sporttreiben an, was schlussendlich zu Symptomen oder einer voll ausgeprägten Bulimie führt. Manchmal entwickeln Jugendliche mit Bulimie über die Zeit auch eine Anorexie. Insbesondere im Jugendalter sind zudem Mischformen gestörten Essverhaltens häufig, sodass sich die Jugendlichen im Krankheitsverlauf öfters zwischen verschiedenen Formen von Essstörungen bewegen.

Ein früher Therapiebeginn ist für einen günstigen Verlauf der Bulimie von großer Bedeutung. Eine kürzere Krankheitsdauer vor Behandlungsbeginn und ein schneller Rückgang der Symptome verbessern die Erfolgsaussichten ebenso wie der Einbezug der Eltern in die Behandlung.

Merke: Früh Hilfe in Anspruch zu nehmen, ist wichtig

Falls es Hinweise auf eine Essstörung gibt, sollten diese unbedingt ernstgenommen werden. Eine frühzeitige Behandlung ist wichtig, um den weiteren Verlauf der Störung positiv zu beeinflussen. Die erste Anlaufstelle ist die Hausarztpraxis. Diese kann Sie über Behandlungsangebote in Ihrer Umgebung informieren. Weitere Informationen dazu, was Eltern, Geschwister und betroffene Jugendliche selbst tun können, gibt es in Kapitel 9; ebenso nützliche Hinweise und Links zu weiteren Hilfen.

7 Was sind die Ursachen der Bulimie?

Die Entstehung einer Bulimie wird – wie die Entstehung aller psychischen Störungen – durch biologische und Umweltbedingungen sowie durch Merkmale der Person selbst beeinflusst. Wenn mehrere dieser Bedingungen zusammen auftreten, ungünstig aufeinander einwirken und dies die Bewältigungsmöglichkeiten der betroffenen Person übersteigt, entsteht eine Essstörung wie die Bulimie.

7.1 Biologische Bedingungen

Essstörungen kommen in Familien von betroffenen Jugendlichen gehäuft vor, was auf eine genetische Veranlagung hindeutet. Wie groß der genetische Einfluss auf die Entstehung der Bulimie ist, ist bisher jedoch nicht geklärt. Es gibt kein „Essstörungs-Gen“, das zur Entstehung einer Bulimie führt. Vielmehr gibt es Hinweise, dass genetische Bedingungen relevant sein könnten, die mit einem erhöhten Risiko für Schwierigkeiten bei der Körpergewichtsregulation und verschiedener Neurotransmittersysteme (biochemische Botenstoffe im Gehirn, welche die Reizweiterleitung zwischen Nervenzellen ermöglichen) in Verbindung stehen. Auch Übergewicht und Adipositas in der Kindheit sowie in der Familie stehen mit der Entstehung einer Bulimie in Verbindung.

Zudem können bei der Bulimie wie bei vielen psychischen Störungen vorgeburtliche Bedingungen, wie z. B. eine hohe Belastung der Mutter, Rauchen während der Schwangerschaft, ein höheres Alter der Eltern oder ein höheres Geburtsgewicht des Kindes, eine gewisse Rolle spielen.

Weitere Befunde zeigen, dass das weibliche Geschlecht und die Pubertät die Entstehung einer Bulimie begünstigen. Mädchen erfahren während der Pubertät in kurzer Zeit eine große Veränderung der Verteilung von Körperfett. Dies ist oft mit Verunsicherung und Unwohlsein in Bezug auf den sich verändernden Körper sowie einer erhöhten Körperunzufriedenheit verbunden, was zu schädlichem Ess- und Sportverhalten beitragen kann.

7.2 Umweltbedingungen

Gesellschaftliche und soziale Bedingungen. Das Körperbild ist für die Entwicklung einer Essstörung im Jugendalter besonders relevant. Unrealistische Schönheitsideale, die über soziale Medien verbreitet werden, zeigen vor allem dünne Frauen und muskulöse Männer und werden mit positiven Eigenschaften wie Erfolg und Glück verknüpft. Dabei wird Jugendlichen vorgemacht, dass sie diese Ideale durch eine entsprechende Ernährung und Training erreichen können, wenn sie sich nur genügend anstrengen. Hinzu kommt, dass mit dem Einfluss sozialer Medien Inhalte zum Schönheitsideal in Form von Videos rund um die Uhr angeboten werden, wobei die Möglichkeit besteht, sich mit Gleichgesinnten anonym online darüber auszutauschen und sich zu vergleichen. Diese bewegten Bilder werden von unserem Gehirn emotionaler und tiefer verarbeitet als Fotos, was dazu führt, dass sich das Schönheitsideal noch stärker und gewichtiger in den Köpfen der Jugendlichen verankert.

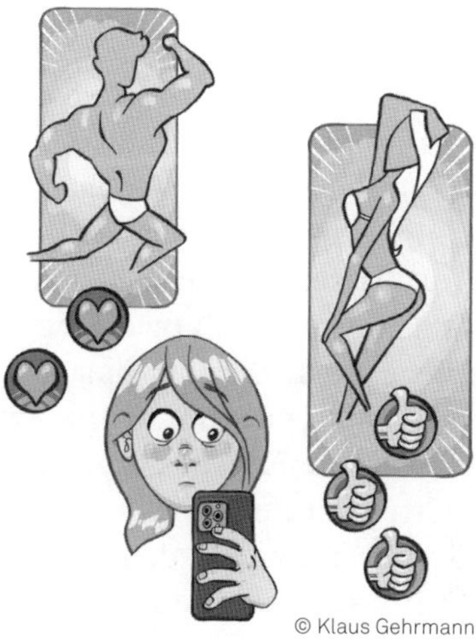

Diese ständige Konfrontation und der Vergleich mit den vermittelten Idealen begünstigen die Unzufriedenheit mit dem eigenen Körper und erhöhen den Druck, das Ideal erreichen zu müssen. Im Streben nach dem Ideal beginnen manche Jugendliche, restriktiv zu essen und rigide Sport zu treiben. Zusätzlich können Mobbing und gewichtsbezogene Hänseleien im Alltag zur Entwicklung einer Bulimie beitragen.

Familiäre Bedingungen. Eltern sind, häufig ohne dass sie sich dessen bewusst sind, Vorbild (Modell) für den Umgang mit dem eigenen Körper, Essen und Bewegung. Wenn zum Beispiel Eltern oder andere Familienmitglieder häufig Diäten machen, heimlich essen oder sehr kritisch mit ihrem Körper sind, ist die Wahrscheinlichkeit größer, dass Kinder diese ungünstigen Einstellungen übernehmen. Probleme in der Familie, eine belastete Eltern-Kind-Beziehung oder hohe Leistungsanforderungen in der Familie bei wenig Möglichkeiten, die Kinder unterstützen zu können, können zur Entwicklung einer Bulimie beitragen.

7.3 Merkmale der Person

Neben den Schwierigkeiten im Umgang mit den körperlichen Veränderungen während der Pubertät können auch Belastungen, die mit alterstypischen Entwicklungsaufgaben verbunden sind, zur Entstehung einer Bulimie beitragen. Dazu gehören z. B. die Ablösung von den Eltern, der Aufbau einer eigenen und belastbaren Identität und der Aufbau von Beziehungen mit Gleichaltrigen. Insbesondere Jugendliche, die häufig negative Gefühle erleben und Schwierigkeiten im Umgang mit diesen Gefühlen haben (z. B. negative Gefühle zuzulassen und auszuhalten), tun sich schwer, solche Belastungen zu bewältigen, was die Entwicklung von psychischen Störungen wie der Bulimie begünstigt. Darüber hinaus spielen bestimmte Persönlichkeitsmerkmale eine Rolle, wie zum Beispiel ein hoher Perfektionismus oder ein geringes Selbstwertgefühl, das stark vom Körpergewicht und der Figur abhängt. Zudem steht eine erhöhte Impulsivität, also die Tendenz, aus den Gefühlen heraus und ohne nachzudenken zu handeln, mit der Entwicklung einer Bulimie im Zusammenhang. Eine weitere wichtige Bedingung ist, wie jemand Informationen verarbeitet: Jugendliche, die dazu neigen, verzerrt oder rigide zu denken (z. B. Schwarz-Weiß-Denken oder Alles-oder-Nichts-Denken), oder häufig über negative Dinge nachgrübeln, entwickeln häufiger psychische Störungen wie die Bulimie.

8 Wodurch wird die Bulimie aufrechterhalten?

Einige der in Kapitel 7 beschriebenen Bedingungen, wie z.B. die Unzufriedenheit mit dem eigenen Körper, ein ungünstiger Denkstil (Grübeln), das restriktive Essverhalten oder die Schwierigkeiten im Umgang mit Gefühlen, tragen nicht nur zur Entstehung der Bulimie bei, sondern auch wesentlich dazu, dass die Bulimie bestehen bleibt. Diese Bedingungen sind zudem häufig Auslöser von einzelnen Essanfällen und Kompensationsverhalten. Es entsteht ein Teufelskreis, der dazu führt, dass Essanfälle und das Kompensationsverhalten immer wieder auftreten.

Im folgenden Fallbeispiel und in der Abbildung 1 wird die Entstehung und Aufrechterhaltung der Bulimie veranschaulicht.

Fallbeispiel: Lena, 16 Jahre (Fortsetzung)

Lena ist seit längerem sehr unzufrieden mit ihrem Gewicht und ihrer Figur. Seit der Pubertät hat sie deutlich zugenommen. Sie vergleicht sich ständig mit ihren Freundinnen und empfindet sich als weniger hübsch und sportlich. Auf den sozialen Medien folgt sie Influencerinnen und prominenten Persönlichkeiten, die unter anderem durch ihr Aussehen und Fitnesslevel berühmt sind. So einen flachen und trainierter Bauch möchte sie auch. Sie ist überzeugt, dass sie sich mit einer schlankeren und betonteren Figur endlich wohl in ihrem Körper fühlen sowie allgemein zufriedener sein könnte und sich auch unter Gleichaltrigen selbstbewusster fühlen wird. Daher hat sie begonnen, ins Fitnessstudio zu gehen und ihre Nahrungsaufnahme einzuschränken. Auf Zucker versucht sie gänzlich zu verzichten. Zusätzlich zur Belastung aufgrund der Unzufriedenheit mit ihrem Körper ist Lena durch die Schule stark gestresst. Sie möchte gute Leistungen erbringen und lernt daher viel. Trotzdem hat sie das Gefühl, dass es nie reicht. Auch mit ihren Eltern gibt es immer wieder Stress wegen Meinungsverschiedenheiten, z.B. aufgrund des Medienkonsums. Lena hat das Gefühl, dass ihre Eltern kein Verständnis für sie haben, und sie fühlt sich nicht ernst genommen. In solchen Stresssituationen tendiert sie dazu, ihr selbstauferlegtes Verbot von Zucker zu brechen, und isst, um runterfahren zu können. Als Lena kürzlich nach einer Prüfung, für die sie viel gelernt hat, frustriert nach Hause kam, verlor sie die Kontrolle und aß wie ferngesteuert alles, was sie in den Vorratsschränken finden konnte (Schokolade, Chips, Kekse). Nach dem Essanfall hatte Lena eine große Angst zuzunehmen, was sie unbedingt verhindern möchte. Daher hat sie begonnen, nach einem Essanfall direkt Sport zu machen. Kürzlich hat sie einen großen Essanfall erlebt und zum ersten Mal erbrochen. Für kurze Zeit war sie erleichtert, weil sie es geschafft hat, der Gewichtszunahme etwas entgegenzusetzen. Zudem war ihr nach dem Erbrechen auch nicht mehr übel. Seither erbricht sie sich nach Essanfällen regelmäßig. Nach Essanfällen mit anschließendem Erbrechen schämt sich Lena sehr, fühlt sich schuldig und versinkt in eine tiefe Traurigkeit. Sie nimmt sich jedes Mal vor, sich zusammenzureißen, und versucht daher, noch besser auf ihr Essverhalten zu achten, indem sie kontrolliert, was und wie viel sie isst. Dieses starre Einschränken und das Verbot von Süßigkeiten, Pasta mit Sauce und anderen Lebensmitteln mit viel Kalorien erhöhen aber nur das Risiko für den nächsten Essanfall, sodass sich der Teufelskreis der Bulimie verfestigt.

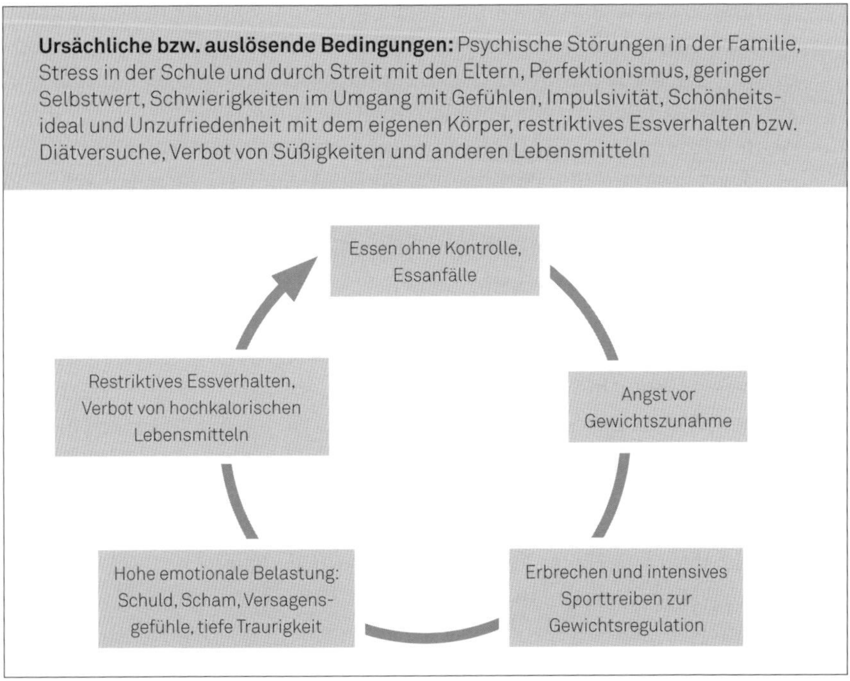

Abbildung 1: Teufelskreis der Bulimie – Wie eine Bulimie entsteht und aufrechterhalten wird (Beispiel: Lena, 16 Jahre)

9 Was kann man tun?

Eine Herausforderung im Umgang mit der Bulimie besteht darin, dass betroffene Jugendliche und ihre Familien Absprachen treffen müssen über die Art und Menge der Nahrungsaufnahme und den Umgang mit Kompensationsverhalten. Häufig fühlen sich Jugendliche dadurch in ihrem Bestreben nach Unabhängigkeit und in ihren Befürchtungen (z. B. Angst vor Gewichtszunahme, die Kontrolle zu verlieren, Kritik oder Verturteilung, Scham) nicht ernst genommen, während Eltern sich schwertun, eine Balance zu finden zwischen Loslassen und Überwachung der Jugendlichen.

Es ist normal, dass diese Herausforderung alle Familienmitglieder fordert und den Familienalltag belastet. Diese Belastung kann verringert werden, wenn alle Beteiligten Verantwortung übernehmen und einen Teil zur Verbesserung der Situation beitragen. Wie dies gelingen kann und was jeder Einzelne tun kann, wird im Folgenden genauer erläutert.

Vermutlich sind die folgenden Hinweise nicht für jede Situation oder jede Familie passend. Daher empfehlen wir, sich insbesondere mit denjenigen Vorschlägen zur Unterstützung näher zu befassen, von denen anzunehmen ist, dass man sie für eine längere Zeit umsetzen kann. Veränderung braucht Zeit.

9.1 Was können Eltern tun?

Überzeugungen und Haltungen

Sehr wahrscheinlich überlegen Sie sich als Eltern ab und zu, was Sie hätten besser machen können, warum es so weit gekommen ist, was Ihnen hätte auffallen müssen. Es kann auch sein, dass andere Personen in der Familie oder in Ihrem Umfeld Ihnen Vorwürfe machen.

Allerdings greifen solche Versuche, die Entstehung einer Bulimie zu erklären, deutlich zu kurz. Zudem hat die Suche nach einem „Schuldigen“ unserer Erfahrung nach noch nie geholfen, Probleme zu lösen. Deswegen sollte es nicht darum gehen, wer woran schuld ist, sondern darum, dass jeder einen Teil der Verantwortung übernimmt, damit es Ihrem Kind, Ihrer Familie und Ihnen wieder besser geht.

Eine Bulimie entsteht typischerweise in der Phase, in der sich Jugendliche ablösen und mehr Eigenverantwortung übernehmen. In dieser Entwicklungsphase ziehen Sie sich als Eltern üblicherweise aus Alltagsaufgaben (z. B. der Ernährung) zunehmend zurück und übergeben immer mehr Verantwortung für die Selbstfürsorge an Ihr Kind. Wird dieser natürliche Prozess durch eine psychische Störung wie die Bulimie unterbrochen, verunsichert das die Familie. Als Folge davon erleben wir häufig, dass sich Eltern sehr auf die Bulimie konzentrieren, und nachvollziehbarerweise aus den Augen verlieren, wie sich ihr Kind neben der Bulimie entwickelt hat und welche Eigenschaften es ausmachen.

Warum ist das ungünstig? Auch wenn Ihr Kind mit Ihnen nicht darüber sprechen sollte, wissen wir aus Erfahrung, dass Ihre Tochter (oder Ihr Sohn) selbst das Gefühl hat, dass das ganze Leben von der Bulimie kontrolliert wird. Jugendliche berichten beispielsweise, dass sie nichts anderes tun können, außer zu erbrechen, wenn sie zu viel gegessen haben. Andere Jugendliche wiederum sind der Überzeugung, nichts wert zu sein, wenn sie ihr Zielgewicht nicht erreichen oder halten können. Wieder andere berichten, dass sie sich schämen, dass es ihnen nicht gelingt, die Essstörung vor anderen geheim zu halten, und dass die Bulimie der Beweis ist, dass sie nichts hinkriegen (vgl. die Beispiele in Kapitel 1). Gerade deswegen ist es wichtig, dass Sie als Eltern etwas tun, was Ihrem Kind hilft zu erkennen, dass es viel mehr ist als nur eine Jugendliche bzw. ein Jugendlicher mit Bulimia nervosa.

Ein weiterer wichtiger Aspekt ist, dass Sie dafür sorgen, dass Sie trotz der Herausforderungen, die die Erkrankung mit sich bringt, zuversichtlich bleiben und dies auch Ihrem Kind vermitteln. Das Beispiel von Sarah zeigt, wie das in einer konkreten Situation aussehen kann.

Fallbeispiel: Sarah, 17 Jahre (Fortsetzung)

Die Therapeutin hat mit Sarah vereinbart, dass sie den Eltern jeden zweiten Tag morgens berichtet, wie sie mit dem Mahlzeitenplan zurechtkommt, wie oft sie einen Essanfall erlebt hat und wie oft sie erbrochen hat. Die Therapeutin und Sarah sind sich einig geworden, dass es wichtig ist, die Scham zu Hause regelmäßig zu überwinden und über Essanfälle und Kompensationsverhalten zu reden. Sarah gelingt es häufig nicht, von sich aus zu berichten, sodass die Mutter oder der Vater sie darauf ansprechen. Am Dienstag berichtet Sarah ihrem Vater, dass sie in der Schule die Zwischenmahlzeiten nicht gegessen hat und es ihr viel Druck gemacht hat, in der Mensa Dreiviertel der Portion zu essen. Sie sagt, dass sie zwei Essanfälle erlebt hat und danach erbrochen hat. Der Vater macht sich Sorgen und fragt sich, wie lange es wohl dauern wird, bis Sarah Fortschritte macht. Er schafft es, seine Sorgen im Gespräch mit seiner Tochter für sich zu behalten und atmet ein paar Mal ruhig ein und aus. Er gewinnt dadurch ein bisschen Zeit, in der er sich bewusst macht, dass seine Tochter trotz der Bulimie viel schafft: Sie geht zur Schule, spricht mit Gleichaltrigen und stellt sich der schwierigen Aufgabe, in der Mensa zu essen. Diese Überlegung bringt ihm ein bisschen Erleichterung und er legt ruhig seine Hand auf Sarahs Arm und sagt ihr, dass er es schätzt, dass sie ihm über die Essanfälle und das Erbrechen sowie über die Schwierigkeiten berichtet. Er sagt auch: „Du bist wirklich mutig, Sarah". Er fragt weiter, ob er etwas tun kann, um sie zu unterstützen, weiter den Mahlzeitenplan im Alltag umzusetzen, und bittet Sarah, ihm auch mal zwischendurch zu sagen, wie es ihr geht.

Das klingt schwierig? Ist es auch. Es ist anstrengend, sich als Eltern kontrollieren zu lernen, bei Sorge nicht sofort in mehr Kontrolle oder in Angst, übermäßiges Mitleid, Traurigkeit, Panik, Wut, Ärger oder Hoffnungslosigkeit zu verfallen und dann Dinge zu tun oder zu sagen, die nicht hilfreich sind. Es ist anstrengend zu lernen, in solchen Situationen zu akzeptieren, dass Sie Ihrem Kind die Probleme nicht einfach abnehmen können. Es ist anstrengend, in solchen Situationen stattdessen Dinge zu tun und zu sagen, die Ihrem Kind zeigen, dass Sie es ernst nehmen, dass Sie wahrnehmen, dass es Schwierigkeiten hat, und dass Sie dennoch zuversichtlich sind und daran glauben, dass es gut wird. Diese Überzeugung zu vermitteln, diese Haltung immer wieder einzunehmen, stellt für alle Eltern eine Herausforderung dar.

Um dieser Anforderung gewachsen zu sein, müssen Sie dafür sorgen, dass es Ihnen selbst besser geht. Dazu gibt es im Folgenden einige Denkanstöße.

Strategien zur Selbstfürsorge für Eltern

Denken Sie in Ruhe darüber nach, was Sie auf folgende Fragen antworten können:

- Sorgen Sie gut genug dafür, dass es Ihnen gut geht?
- Reichen Ihre Kräfte aus, Ihr Kind über eine lange Zeit zu begleiten?

Im Folgenden stellen wir Ihnen Strategien vor, die Sie dabei unterstützen, für sich zu sorgen.

1 **Erhöhen Sie die Wahrscheinlichkeit, positive Dinge zu erleben.** Es geht nicht darum, dass Sie sich unbedingt über etwas freuen müssen, wenn Sie sich doch gerade viele Sorgen um Ihre Tochter machen, oder sich mit ihr gestritten haben. Es geht vielmehr darum, dafür zu sorgen, dass in Ihrem Alltag die Möglichkeit besteht, dass Sie jemand zum Lächeln bringen kann oder dass Sie einen netten Austausch mit jemandem haben können. Es geht darum, dass es möglich wird, dass Sie sich für einen Zeitungsartikel interessieren, einen guten Film schauen, sich der Jahreszeit, einem Duft, einem Musikstück, einem Computerspiel, einem Beitrag auf Instagram, einem Tier, einer Berührung oder einer schönen Erinnerung zuwenden. Gehen Sie mit offenen Augen durch Ihren Alltag und richten Sie Ihre Aufmerksamkeit auf Erlebnisse, die helfen, dass es Ihnen besser geht.

2 **Belohnen Sie sich für Ihren Durchhaltewillen, nicht für Erfolg.** Überlassen Sie Belohnungen nicht Ihrer Partnerin oder Ihrem Partner und nicht dem Zufall. Belohnen Sie sich vor allem, wenn es schwierig ist, wenn Sie mit sich unzufrieden sind, damit Sie Energie bekommen, sich weiterhin anzustrengen. Brechen Sie aus der Routine aus. Das muss nicht immer der Wochenendausflug sein. Es kann auch ein gemütlicher Abend im Pyjama mit einer tollen Zeitschrift, einem Podcast, ein unkomplizierter Abend mit Freudinnen bzw. Freunden oder ein Spaziergang zu einem schönen Schaufenster oder zur Bibliothek sein.

3 **Achten Sie auf eine regelmäßige und ausgewogene Ernährung, trinken Sie ausreichend, gönnen Sie sich Ihr Lieblingsessen oder Ihren Lieblingssnack und bewegen Sie sich an der frischen Luft.** Nein, es ist nicht trivial. Regelmäßig zu essen und viel und regelmäßig Wasser oder Tee zu trinken, hilft, die Gefühle zu regulieren und die Stimmung zu verbessern. Auch regelmäßige Bewegung ist förderlich. Dabei muss es kein Sport und kein ausgeklügeltes Ernährungssystem sein. Lassen Sie stattdessen den gesunden Menschenverstand walten und schauen Sie, dass Sie täglich Obst oder Salat bzw. Gemüse zu sich nehmen. Sie treiben gerne Sport? Das ist super. Wenn nicht, keine Sorge, steigen Sie

eine Station früher aus dem Bus aus, steigen Sie Treppen, suchen Sie Bewegung im Alltag. Es wird Ihnen helfen, sich besser zu fühlen. Gönnen Sie sich Ihr Lieblingsessen, auch wenn Ihre Tochter an unter einer Bulimie leidet. Verzichten Sie auch nicht auf Ihren Lieblingssnack. Reden Sie mit der Behandlungsperson und mit Ihrem Kind darüber. Sollten diese Lebensmittel bei Ihrem Kind einen starken Essensdrang auslösen, können Sie z. B. mit Ihrem Kind absprechen, an welchem Tag Sie Ihren Lieblingssnack oder Ihr Lieblingsessen zu sich nehmen werden und wo Sie den Snack verstauen. Achten Sie dann darauf, keine großen Mengen vorrätig zu haben. Damit sind Sie einerseits Vorbild für einen natürlichen Umgang mit dem Thema Essen und stellen durch die Absprachen andererseits sicher, Ihre Tochter nicht zu überfordern.

Fallbeispiel: Lena, 16 Jahre (Fortsetzung)

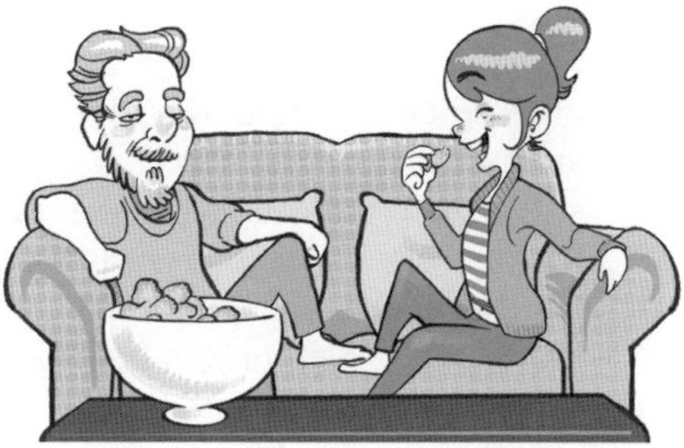
© Klaus Gehrmann

Lenas Vater isst viel und regelmäßig Chips. Chips zu essen am Abend, bedeutet für ihn Feierabend und Entspannung. Chips gehören jedoch zu den Lebensmitteln, die bei Lena einen starken Essensdrang auslösen. Als Lenas Vater während der Sitzung mit der Therapeutin davon erfährt (Lena befindet sich inzwischen in therapeutischer Behandlung), bietet er an, keine Chips mehr zu essen. Lena und ihre Therapeutin sind sich einig, dass das nicht der richtige Weg ist. Sie vereinbaren, dass der Vater weiterhin Chips isst, aber nur donnerstags und am Wochenende. Mit Lena ist vereinbart, dass Sie mit der Therapeutin daran arbeitet, mit ihrem Vater gemeinsam Chips essen zu können und so ein Feierabend- bzw. Wochenendritual einzuführen.

4 **Sprechen Sie sich ab.** Wenn Sie als Paar zusammenleben, sollten Sie den Vorteil nutzen, sich abzusprechen und die Aufgaben aufteilen. So müssen nicht immer beide Elternteile auf die Umsetzung des Mahlzeitenplans achten. Es ist von Vorteil, wenn Sie diese Aufgabe z. B. nach Mahlzeiten oder Wochentagen aufteilen. Mischen Sie sich nicht ein, wenn die Aufgabe von Ihrer Partnerin oder Ihrem Partner übernommen wird. Halten Sie es aus, wenn es anders abläuft oder schiefläuft, wenn Sie nicht beteiligt sind. Denken Sie daran: Für Ihr Kind ist es wichtiger, dass es Ihnen ein bisschen besser geht, als dass die Unterstützung reibungslos abläuft. Das fällt manchmal schwer, kann aber geübt werden. Achten Sie jedoch darauf, dass Sie regelmäßig gemeinsam an Treffen mit der Behandlungsperson, der Schule oder den Verantwortlichen am Ausbildungsplatz teilnehmen. Überlassen Sie dies nicht immer nur Ihrer Partnerin oder Ihrem Partner. Sobald alle wissen, wie die Zusammenarbeit klappt und Ihr Kind gut unterstützt werden kann, können Sie sich bei Gesprächen mit Lehrkräften, mit Ausbildern oder mit der Behandlungsperson ab und zu gegenseitig vertreten.

5 **Sich Zeit für sich nehmen: Time-out und selektive Vernachlässigung.** Nehmen Sie sich immer wieder aus dem Geschehen raus. Familien mit Jugendlichen mit einer Bulimie erleben häufig Spannungen aufgrund unterdrückter Gefühle oder auch starke Gefühle im Alltag. Diese Situation führt dazu, dass es allen schwerer fällt als sonst, auf eine konstruktive Art und Weise mit Problemen umzugehen. Es ist absolut okay, auf Schweigen, genervtes Antwortgeben oder abweisendes Verhalten von Jugendlichen mit Ärger, Wut oder Verzweiflung zu reagieren. Lassen Sie diese Gefühle zu, benennen Sie sie und verschaffen Sie sich etwas Zeit, z. B. mit einem *Time-out*. Wenn die Stärke dieser Gefühle nachlässt, wird es Ihnen gelingen zu erkennen, dass Sie z. B. mit Ärger reagieren, weil Sie sich Sorgen machen, weil Sie ab und zu von Angst überwältigt werden und nicht wissen, wie es weitergeht. Das ist normal und es ist wichtig, dass Sie diese Zustände bei sich akzeptieren. Danach wird es Ihnen immer besser gelingen, ruhig auf Ihr Kind zuzugehen, Verständnis und Zuversicht zu zeigen und wohlwollende Forderungen anzubringen. Ein Time-out kann bedeuten, dass Sie in Ihr Zimmer gehen und solange ruhig am Fenster stehen und atmen, bis Sie sich etwas beruhigt haben. Es kann auch bedeuten, dass Sie eine Pause im Gespräch machen und später zu Ihrer Tochter zurückgehen. Sie können auch immer ins Badezimmer gehen und sich dort eine Minute Zeit verschaffen, um ruhig zu atmen und zu Ihrer unterstützenden Haltung Ihrem Kind gegenüber zurückzufinden. *Selektive Vernachlässigung* bedeutet, dass Sie sich erlauben, nicht für alle und alles

jederzeit da zu sein. So können Sie es Ihren Freundinnen bzw. Freunden zumuten, dass Sie diese für eine gewisse Zeit (selektiv) vernachlässigen, weil Sie viel Zeit mit Terminen in der Schule, bei Behandlungspersonen und zu Hause im Gespräch mit Ihrem Kind verbringen. Andererseits darf auch Ihr Kind ab und zu selektiv vernachlässig werden, wenn Sie Ihre Freundinnen bzw. Freunde treffen, mit Ihrer Partnerin oder Ihrem Partner etwas unternehmen oder mit Ihren anderen Kindern Zeit verbringen. Sie dürfen und müssen es in Kauf nehmen, dass Ihr Kind möglicherweise genau dann einen Essanfall erlebt und Kompensationsmaßnahmen durchführt. Falls Sie unsicher sind, was Sie Ihrem Kind zumuten können, sprechen Sie sich mit der Behandlungsperson Ihres Kindes ab.

Fallbeispiel: Lena, 16 Jahre (Fortsetzung)

Lenas Eltern kommen nach einem gemeinsamen Besuch im Restaurant nach Hause, als Lenas Mutter bemerkt, dass viele Lebensmittel aus dem Kühlschrank fehlen, mit denen sie am nächsten Tag kochen wollte. Lena hat sich in ihr Zimmer zurückgezogen und antwortet nicht, als die Mutter sie ruft. Die Mutter spürt, wie eine Woge unangenehmer Empfindungen in ihr hochsteigt und sie verspürt den Drang, entweder ins Zimmer von Lena zu gehen und ihr die Meinung zu sagen oder sich verzweifelt zurückzuziehen. Stattdessen tut sie nichts und erinnert sich, dass es immer die Möglichkeit eines Time-outs gibt. Sie geht in ihr Zimmer und stellt den Wecker auf fünf Minuten. Während dieser Zeit tut sie nichts anderes als ihre Jogginghose anzuziehen und sich abzuschminken. Schweifen ihre Gedanken ab und nehmen die unangenehmen Gefühle wieder zu, versucht sie sich wieder aufs Abschminken zu konzentrieren. Mit der Zeit geht der Drang, ins Zimmer von Lena zu stürmen, zurück und die Verzweiflung lässt nach. Die Mutter erinnert sich daran, worum es geht: Langfristig für Lena da zu sein und Schwierigkeiten möglichst ruhig anzusprechen. Es gelingt ihr, ruhig zum Zimmer von Lena zu gehen und anzuklopfen. Als Lena antwortet, aber die Tür nicht aufmacht, sagt die Mutter: „Ich glaube, es war schwierig für dich. Es ist okay, wenn du jetzt nicht reden kannst oder rauskommst. Ich bringe dir nachher einen Tee.“ Die Wahrscheinlichkeit, dass ein Gespräch zwischen der Mutter und Lena möglich wird, ist dadurch, dass sich die Mutter ein Time-out genommen hat, gestiegen.

Sind Sie getrenntlebend oder alleinerziehend?

Wenn Sie sich von Ihrem Partner bzw. Ihrer Partnerin getrennt haben oder alleinerziehend sind, dann ist es besonders wichtig, dass Sie lernen, für sich zu sorgen, damit Sie Ihr Kind bei der Behandlung der Bulimie unterstützen können – auch über einen längeren Zeitraum hinweg.

Falls Sie getrennt leben, dann suchen Sie, falls möglich, das Gespräch mit Ihrer Expartnerin bzw. Ihrem Expartner und teilen Sie sich auf. Treten Sie an ausgewählten Terminen zusammen auf. Vereinbaren Sie, wie Sie sich Rückmeldung geben über die Befindlichkeit Ihres Kindes, falls es einen Teil der Woche bei Ihnen und einen Teil der Woche bei der Partnerin bzw. dem Partner verbringt. Vereinbaren Sie, in diesem Austausch nur über Ihr Kind und Ihre Rolle als Eltern bei der Unterstützung Ihres Kindes zu schreiben oder zu sprechen. Andere belastende Themen, die mit Ihnen beiden zu tun haben, werden ausgeklammert. So wird der Kontakt nicht zur zusätzlichen Belastung. Legen Sie die Art und Weise der gegenseitigen Ansprache fest. Eröffnen Sie dazu z.B. einen separaten Nachrichtenkanal und legen Sie dort fest, dass die gegenseitigen Rückmeldungen mit „Hallo" oder „Hi" beginnen und mit „Viele Grüße" enden.

Falls Sie alleinerziehend sind, sollten Sie sich Zeit nehmen und sich überlegen, ob es in Ihrer Umgebung eine Person gibt, die eine Aufgabe übernehmen kann. Seien Sie nicht zu scheu oder zu stolz und lernen Sie abzugeben. Ein schlechtes Gewissen ist ein schlechter Ratgeber. Sie müssen ab und zu Zeit für sich selbst oder für andere und anderes haben und es ist in Ordnung, wenn Ihr Kind dafür zurückstecken muss. Was wird es bei Ihnen sein, was Sie sich herausnehmen? Sprechen Sie sich mit der Behandlungsperson ab, falls Sie unsicher sind.

Strategien zur Reduktion von Konflikten

Folgende Strategien können Ihnen helfen, den Austausch mit Ihrem Kind im Alltag zu fördern und Konflikte zu reduzieren.

6 **Gefühle regulieren.** Starke Gefühle sind häufig Auslöser von Essanfällen. Bereits kurz nach dem Essanfall kommt es zu starken Scham- oder Schuldgefühlen. Häufig versuchen Jugendliche mit Bulimie, diese starken Gefühle zu unterdrücken, und können irgendwann nicht mehr dagegen ankommen. Im Verlauf der Behandlung lernt Ihr Kind, Auslöser dieser Gefühle zu erkennen und damit umzugehen. Zudem übt es, unangenehme, starke Gefühle zu erkennen, zu benennen und diese auszuhalten. In Familien mit Jugendlichen, die an Bulimie erkrankt sind, ist die Anspannung häufig hoch, unterdrückte Gefühle sind unterschwellig spürbar, führen zu Gereiztheit oder kommen ab und zu in ihrer gesamten Stärke zum Vorschein. Auch für Sie als Eltern ist es hilfreich zu lernen, Ihre Gefühle zu regulieren. Die Voraussetzung dafür ist, dass Sie akzeptieren, dass offen ausgelebte Gefühle aber auch unterdrückte Gefühle einen Einfluss auf Sie haben und beide dazu führen können, dass Sie nur noch aus der Situation raus wollen (flüchten) oder angreifen wollen (kämpfen) oder dass Sie erstarren (einfrieren). Diese Zustände erleben alle Menschen, wenn sie Gefühle nicht mehr reguliert können. Es ist wichtig, sich dann zu sagen: „Halt, *nichts tun*, ich bin nicht mehr reguliert". Üben Sie in unterschiedlichen Situationen, nicht nur mit Ihrem Kind.

7 **Kontraintuitiv handeln.** Entscheiden Sie sich, weniger davon zu tun, was nicht hilft oder schadet. Stellen Sie sich dazu z. B. folgende Fragen: Hat mein Kontrollieren meinem Kind geholfen, die Häufigkeit der Essanfälle oder der Kompensationsmaßnahmen zu verringern? Hat es mein Kind selbstständiger gemacht? Hat es ihm geholfen, sich auf seine Fähigkeiten verlassen zu können? Hilft es meinem Kind, Selbstverantwortung zu übernehmen, wenn ich sprichwörtlich auf den Tisch haue und wütend werde, wenn mein Kind in der Toilette Spuren von Erbrochenem hinterlassen hat? Sehr wahrscheinlich beantworten Sie eine oder mehrere dieser Fragen mit Nein. Wir allen neigen dazu, in Situationen, in denen wir „flüchten" oder „kämpfen" wollen, Dinge zu tun, die wir bereuen. Wir nehmen unserem Kind z. B. zu viele Aufgaben ab, um es zu schonen. Wir machen ihm Vorwürfe, weil wir uns selbst Vorwürfe machen oder weil wir Angst haben, dass die Erkrankung immer schlimmer wird. Es kann auch sein, dass wir uns wie gelähmt fühlen und deshalb nicht schaffen, unser Kind gut zu unterstützen. Entscheiden Sie sich jeden Tag aufs Neue, Ihre Reaktionen zu hinterfragen und auch mal kontraintuitiv, also entgegen Ihrer Intuition zu handeln. Was heißt das? Wenn Sie intuitiv mehr Kontrolle ausüben wollen oder Ihr Kind zurechtweisen oder gar mit ihm schimpfen wollen, tun Sie besser nichts, bis Sie sich wieder beruhigt und Ihre Gefühle reguliert haben. Setzen Sie sich hin, atmen Sie ruhig oder gehen Sie kurz raus, bis Sie wieder tun können, was Ihr Kind dabei unterstützt, die Bulimie Schritt für Schritt zu überwinden.

Fallbeispiel: Sarah, 17 Jahre (Fortsetzung)

Die Mutter von Sarah kommt nach Hause und merkt, dass Sarah zwei Essanfälle am Nachmittag hatte, während sie noch bei der Arbeit war. Die Mutter spürt, wie ihr die Wut hochkommt – Wut gegen die Behandlung und auch auf Sarah. Sie erkennt das Gefühl der Wut an und benennt es. Wenn sie jetzt etwas sagen würde, würde sie Sarah ärgerlich darauf hinweisen, was sie hätte tun können, um die Essanfälle oder das Erbrechen zu vermeiden. Sie weiß, dass das nicht hilft, und entscheidet sich, heute nichts zu tun, solange sie sich nicht regulieren kann. Es ist schwieriger, als sie dachte. Die Mutter schaut Sarah an, atmet ruhig und geht ins Badezimmer. Dort wäscht sie die Hände mit Seife, jeden Finger einzeln. Zuerst mit warmem, dann mit kaltem Wasser. Sie atmet tief ein und aus und erinnert sich daran, dass Sarah sich kürzlich mit einer Freundin getroffen hat und sie die beiden hat kichern hören. Es gibt also Dinge, die klappen. Nun ist sie weniger wütend und kann in Ruhe mit Sarah sprechen.

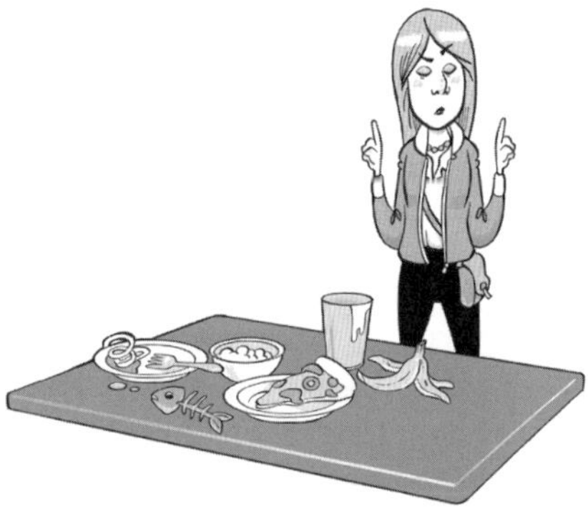

© Klaus Gehrmann

8 **Grübeln vermeiden.** Grübeln Sie häufig? Geht es dabei häufig um Ihr Kind? Kommt es vor, dass es Ihnen nach dem Grübeln schlechter geht? Genau das ist häufig die Folge von Grübeln. Deswegen ist es wichtig, weniger zu grübeln. Das ist allerdings leichter gesagt als getan. Das liegt daran, dass es an sich sinnvoll ist, dass Sie sich über Ihre Situation, die Familie und Ihr Kind Gedanken machen. Daran müssen Sie auch nichts ändern, aber wenn Sie sich mit Ihren Gedanken nur noch im Kreis drehen, ohne zu einer Lösung zu kommen, dann handelt es sich um Grübeln und das hilft nicht. Halten Sie Ihr Grübeln in Schach, erlauben Sie sich Nachdenkzeiten und lernen Sie zu erkennen, wann Sie grübeln und Sie sich nur im Kreis drehen. Versuchen Sie aus diesem Gedankenkreisen oder Grübeln rauszukommen, indem Sie sich

z. B. liebevoll, aber kräftig auf die Schenkel schlagen und laut sagen: „Schluss jetzt“ oder „Fertig gegrübelt“. Verlassen Sie danach den Ort des Grübelns und wenden Sie sich einer Tätigkeit zu, die Sie ablenkt.

9 **Gewünschtes Verhalten gezielt verstärken.** Eine besonders wirksame Strategie – viele wissenschaftliche Untersuchungen konnten dies zeigen –, mit der Sie Ihrem Kind helfen können, die Bulimie zu überwinden, lautet: Fördern Sie konsequent, leise und beharrlich jeden noch so kleinen Schritt in die richtige Richtung! Die folgenden beiden Kästen enthalten Beispiele für Verhaltensweisen, die darauf hinweisen, dass Ihr Kind und Sie als Eltern auf dem richtigen Weg sind.

Beispiele für Verhaltensweisen, die darauf hinweisen, dass Ihr Kind auf dem richtigen Weg ist

- Ihr Kind nimmt jeden Tag an mindestens einer Mahlzeit mit Ihnen bzw. der Familie teil.
- Ihr Kind ist in der Lage, während des Essens an einer Unterhaltung über Alltagsgeschehen, Ereignisse, Politik, Film, Serien, Instagram-Inhalte, Sport etc. teilzunehmen oder zumindest aufmerksam zuzuhören.
- Ihr Kind geht regelmäßig(er) in die Schule, zur Fachhochschule, zum Ausbildungsplatz bzw. zur Universität.
- Ihr Kind nimmt ab und zu an gemeinsamen Aktivitäten in der Familie teil.
- Ihr Kind geht auch mal in ein Café mit Gleichaltrigen und trinkt dort etwas.
- Ihr Kind hat Pläne, die nichts mit Essen, Gewicht und Figur zu tun haben.
- Ihr Kind ist altersentsprechend in der Lage, sich an Absprachen außerhalb des Themas Ernährung zu halten.
- Ihr Kind berichtet von seinen Essanfällen (anstatt sie zu verheimlichen).
- Ihr Kind reinigt nach der Durchführung von Kompensationsmaßnahmen beispielsweise die Toilette, und zwar ruhig und ohne Hast und Scham.
- Ihr Kind geht regelmäßig zur Behandlung.
- Ihr Kind berichtet ab und zu etwas aus der Behandlung.
- Ihr Kind ist einverstanden, dass Sie ab und zu an einer Behandlungssitzung teilnehmen oder mit der Behandlungsperson Kontakt aufnehmen, wenn Sie Fragen haben.
- Ihr Kind gibt Ihnen klare Zeichen, wenn es nicht mit Ihnen sprechen möchte.
- Ihr Kind kann zu Schwierigkeiten stehen oder später darüber berichten.
- Welche Verhaltensweisen und Veränderungen Ihres Kindes würden Sie dieser Liste noch hinzufügen wollen?

Beispiele für Verhaltensweisen, die darauf hinweisen, dass Sie als Eltern auf dem richtigen Weg sind

- Sie können sich Auszeiten nehmen, in denen Sie aktiv versuchen, die Zeit nicht mit Sorgen über Ihr Kind zu verbringen.
- Sie erkennen, dass Sie manchmal nicht reguliert sind, und es gelingt Ihnen besser, in diesen Situationen ruhig zu bleiben und nichts zu tun: Nicht zu kontrollieren, nicht ins Grübeln zu verfallen, nicht „anzugreifen".
- Sie erkennen, dass Ihr Bild von Ihrem Kind wieder mehr enthält als die Sorge und die Bulimie, die schlechte Laune, das Misstrauen etc., sondern, dass seine Begabungen, seine Persönlichkeit, seine Macken, viel Vertrautes und gemeinsam Erlebtes Platz finden.
- Sie unternehmen ab und zu etwas mit Ihrem Kind, was beide angenehm finden. (Das kann auch heißen, dass Sie, 15 Minuten zusammen ein YouTube-Video anschauen.)
- Sie setzen den Mahlzeitenplan um, essen z.B. mindestens einmal pro Tag gemeinsam und schaffen es, nicht dauernd auf den Teller Ihrer Tochter zu schauen, sondern ein Gespräch zu führen.
- Sie kontrollieren nach dem Essen nicht, ob Ihre Tochter Kompensationsmaßnahmen durchführt, sondern halten sich an die Vereinbarungen mit der Behandlungsperson, die z.B. lauten können, dass Sie nach dem Essen mit Ihrer Tochter noch 10 bis 15 Minuten am Tisch sitzen bleiben, während diese sich selbst beschäftigt.
- Sie verzweifeln nicht, wenn nach einer besseren Phase wieder Spuren von Erbrochenem in der Toilette zu sehen sind. Sie sprechen Ihr Kind ruhig an und bieten Hilfe an, schlagen vor, dass es dies mit der Behandlungsperson bespricht.
- Welche weiteren Verhaltensweisen haben Sie bei sich und Ihrer Partnerin bzw. Ihrem Partner festgestellt, die anzeigen, dass Sie sich in die richtige Richtung entwickeln?

10 **Autonomie zulassen und fördern (Beispiel Mahlzeitenplan).** Die Bulimie tritt meist in einer Phase auf, in der Ihr Kind sich ablösen möchte und sollte. Manchmal ist die Bulimie für die betroffenen Jugendlichen der einzige Bereich, in dem sie das Gefühl haben, überhaupt etwas kontrollieren zu können. Nun kann es sein, dass Sie mit der Behandlungsperson vereinbart haben, dass Sie Ihr Kind beim Einhalten des Mahlzeitenplans unterstützen, indem Sie regelmäßig nachfragen. Es ist auch möglich, dass Sie vereinbart haben, dass Sie Ihr Kind unterstützen, indem Sie nach dem Essen noch zusammen am Tisch sitzen bleiben oder gewisse Nahrungsmittel nur in kleinen Mengen einkaufen usw. Mit anderen Worten: Es kann sein, dass Sie wieder mehr Verantwortung im Bereich Ernährung übernehmen, als Sie es vor Beginn der Bulimie getan haben. Das ist richtig so. Es ist ebenso wichtig, Ihrer Tochter die Gelegenheit zu geben, sich in anderen Bereichen, die nichts mit Ernährung, Figur und Gewicht zu tun haben, unabhängig zu entwickeln. Denken Sie deshalb einmal über folgende Fragen nach: Wo übernimmt Ihr Kind bereits Verantwortung? Wo ist es selbstständig? Was kann es gut? In welchem Bereich können Sie noch mehr Verantwortung abgeben und Ihrem Kind zeigen, dass Sie ihm zutrauen, selbständig zu werden? Falls Ihr Kind mit der Behandlungsperson vereinbart hat, dass Sie nicht nachfragen sollen und dass Ihr Kind und die Behandlungsperson gemeinsam den Mahlzeitenplan umsetzen, versuchen Sie, dies zu respektieren, auch wenn Sie beobachten, dass es nicht immer gelingt. Bieten Sie Nähe und Entlastung in anderen Bereichen an (z.B. eine Umarmung, eine Hand auf den Arm Ihrer Tochter legen, einen Tee bringen oder etwas anderes abnehmen). Manche Eltern sind sich unsicher, ob und wie viel Verantwortung sie für ihr Kind übernehmen sollen, vor allem, wenn ihr Kind volljährig wird. Hier gilt, was für alle engen und langdauernden Beziehungen gilt: Die psychische und körperliche Gesundheit in Familien hängt davon ab, ob Eltern, Kinder und Geschwister bereit sind, füreinander da zu sein. Einerseits ist es natürlich in Ordnung und wichtig, dass Eltern oder auch Geschwister für eine bestimmte Zeit etwas zur Verbesserung der Situation bzw. zur Behandlung beitragen. Andererseits ist es auch wichtig, darauf zu achten, die Verantwortung Schritt für Schritt wieder an die betroffenen Jugendlichen zurückzugeben.

11 **Eigenen Umgang mit Figur und Gewicht hinterfragen.** Machen Sie sich Gedanken darüber, wie Sie selbst zu Ihrem Aussehen, Ihrer Figur und Ihrem Gewicht stehen. Stellen Sie sich die Frage, was bei Ihnen im Vordergrund steht, wenn Sie essen, einkaufen oder Sport treiben. Fällt es Ihnen schwer, sich zu kontrollieren, und kaufen Sie immer wieder Nahrungsmittel ein, die ungesund sind und von denen Sie zu viel essen? Können Sie sich nicht motivieren, sich regelmäßig zu bewegen, und schon gar nicht, Sport zu treiben? Tun Sie genug für

Ihre eigene Ausgeglichenheit und körperliche Gesundheit oder haben Sie dafür keine Zeit? Wenn Sie einkaufen, kochen, essen oder Sport treiben, steht dann im Vordergrund, wie Sie aussehen? Ist Ihnen wichtig, welches Gewicht auf der Waage angezeigt wird oder was andere über Ihren Körper denken? Treiben Sie Sport, weil Sie Freude haben an der Bewegung und etwas für Ihre Gesundheit tun wollen oder weil Sie befürchten, sonst zuzunehmen? Welche Eigenschaften verbinden Sie mit Menschen, deren Gewicht, Figur bzw. Aussehen nicht dem Ideal entspricht? Wie wichtig ist es Ihnen, dass Ihr Kind bzw. dass alle Ihre Kinder sich „im Griff haben" und schlank sind? Es ist normal, dass es schwerfällt, sich diesen Fragen zu stellen. Vielleicht müssen Sie sich teilweise unangenehme Antworten geben. Denken Sie jedoch daran: Schuldzuweisungen an sich oder andere Personen in der Familie sind nicht hilfreich. Wichtig ist, sich Gedanken über den Umgang mit und die Haltung bezüglich Ernährung, Essen, Sport, Figur und Gewicht zu machen und diese allenfalls zu verändern. Was können Sie also tun, um mit gutem Beispiel voranzugehen? Hier finden Sie einige Vorschläge, die Ihnen dabei helfen können:

- Teilen Sie Ihrem Kind offen mit, dass Sie selbst Schwierigkeiten haben, sich regelmäßig und ausgewogen zu ernähren, und sprechen Sie mit ihm ab, dass einmal am Tag eine Mahlzeit gegessen wird, bei der Gemüse und Salat serviert werden. Zusätzlich können Sie mindestens einmal am Tag Obst essen.
- Vereinbaren Sie mit Ihrem Kind, dass z. B. Chips nur noch in kleinen Mengen oder nur noch am Wochenende eingekauft werden, weil auch Sie Schwierigkeiten haben, sich bei Chips zu kontrollieren.
- Machen Sie einmal pro Woche einen Spaziergang zusammen mit Ihrem Kind oder bieten Sie ihm an, gemeinsam ein paar Gymnastikübungen zu machen. Wie schon weiter oben erwähnt, geht es nicht darum, intensiv Sport zu treiben, sondern um eine regelmäßige Bewegung zu Hause oder draußen.
- Betonen Sie im Alltag Eigenschaften, die Sie auszeichnen und die nichts mit Figur und Gewicht zu tun haben, und tun Sie dasselbe bei Ihrem Kind.

Im folgenden Kasten finden Sie Links zu weiteren Informationen für Eltern von Jugendlichen mit Bulimie.

Weiterführende Informationen zu Bulimia nervosa

Fachgruppen für Essstörungen

Deutschland:

- Arbeitsgemeinschaft der Wissenschaftlichen Medizinischen Fachgesellschaften (AWMF)
  https://register.awmf.org/de/leitlinien/detail/051-026
- Deutsche Gesellschaft für Essstörungen (DGESS)
  https://www.dgess.de/wissen/fuer-betroffene-und-angehoerige
- Bundesfachverband Essstörungen (BFE)
  https://www.bundesfachverbandessstoerungen.de/essstoerungen/ess-brechsucht-bulimia-nervosa.php
- Bundesinstitut für Öffentliche Gesundheit (BIÖG)
  https://www.bioeg.de/mediathek/themen/essstoerungen

Österreich:

- Österreichische Gesellschaft für Essstörungen (ÖGES)
  https://www.oeges.or.at
  https://www.oeges.or.at/betreuung.html
- Netzwerk Essstörungen
  https://www.netzwerk-essstoerungen.at
- Öffentliches Gesundheitsportal Österreichs
  https://www.gesundheit.gv.at/krankheiten/psyche/essstoerungen/bulimie-diagnose-therapie.html

Schweiz:

- Schweizer Gesellschaft für Essstörungen (SGES)
  https://sges-ssta-ssda.ch/essstoerungen/bulimia-nervosa
- Arbeitsgemeinschaft Ess-Störungen (AES)
  https://www.aes.ch/infomaterial
- Prävention Essstörungen Praxisnah (PEP)
  https://www.pepinfo.ch

Artikel und Broschüren

- Das Schweizer ElternMagazin Fritz+Fränzi: Diverse Artikel zum Thema
  https://www.fritzundfraenzi.ch/suche?phrase=bulimie
- Pro Juventute: Essstörungen – Wie können Eltern helfen?
  https://www.projuventute.ch/de/eltern/entwicklung-gesundheit/essstoerung-kind

- Anlaufstelle Anorexia nervosa and Associated Disorders (ANAD): Essstörungen – Hilfe durch Eltern
  https://www.anad.de/essstoerungen/hilfe-durch-aussenstehende/eltern.php
- Bundesinstitut für Öffentliche Gesundheit (BIÖG): Broschüren zum Thema
  https://shop.bioeg.de/essstoerungen-ein-ueberblick-fuer-alle-die-sich-informieren-moechten-35231002/
  https://shop.bioeg.de/essstoerungen-eine-orientierung-fuer-eltern-nahestehende-personen-35231400/

Videos

- Bulimie: Verstehen, Unterstützen, Behandeln (Quelle: Universität Freiburg im Breisgau)
  https://www.youtube.com/watch?v=BxvBLi4Vdvc&t=3s
- Essstörungen bei Kindern – Was sind die Ursachen? (Quelle: Universität Freiburg im Breisgau)
  https://www.youtube.com/watch?v=gCc5fv22HLs
- Was ist Bulimie und welche Folgen hat die Krankheit? (Quelle: Stiftung Gesundheitswissen)
  https://www.youtube.com/watch?v=gCsoZwLuQw0
- Bulimie einfach erklärt (Quelle: Charité – Universitätsmedizin Berlin)
  https://www.youtube.com/watch?v=2xW81vHlZok
- Essstörungen vorbeugen und „heilen“ (Quellen: Stiftung für das Kind; Universität Fribourg, Schweiz)
  https://www.youtube.com/watch?v=UqWp5lVzP1Q&t=1845s

9.2 Was können Lehrkräfte tun?

Vielleicht haben Sie über die Eltern oder die Behandlungsperson von der Diagnose erfahren, vielleicht hat sich betroffene Jugendliche Ihnen anvertraut oder vielleicht haben Sie andere Schülerinnen bzw. Schüler darauf aufmerksam gemacht. Als Lehrkraft können Sie eine wichtige Rolle spielen und Jugendliche bei der Bewältigung der Bulimie unterstützen. Unterschätzen Sie Ihren Einfluss nicht!

Im Folgenden finden Sie ein einige Tipps, wie Sie betroffene Jugendliche im Schulalltag oder am Ausbildungsplatz unterstützen können:

1 **Normalität anbieten.** Menschen mit körperlichen Krankheiten oder psychischen Störungen wünschen sich in der Regel, wie andere behandelt zu werden. Wenn Sie eine Klassenfahrt oder einen Ausflug planen oder wenn es Rituale wie Kuchenessen bei Geburtstagen gibt, fragen Sie die betroffenen Jugendlichen in einem persönlichen Gespräch, ob es etwas gibt, was Sie tun können, um sie zu unterstützen, aber schlagen Sie nicht von sich aus vor, dass die an Bulimie erkrankte Person nicht teilnehmen oder nicht mitessen soll. Falls Sie unsicher sind, fragen Sie die betroffenen Jugendlichen, ob es in Ordnung wäre, dass Sie mit den Eltern oder der Behandlungsperson Kontakt aufnehmen. Fragen Sie die Jugendliche bzw. den Jugendlichen, ob es Gleichaltrige gibt, mit denen in der Schule bzw. am Arbeitsplatz ein Austausch stattfindet. Es ist gut, wenn Jugendliche Gleichaltrige nennen, zu denen sie Vertrauen haben. Ist dies nicht der Fall, können Sie sich als Ansprechperson anbieten. Aber seien Sie vorsichtig, übernehmen Sie nicht die Rolle der Behandlungsperson und beschränken Sie sich auf eine allgemein aufmunternde Haltung, indem Sie zuversichtlich sind, dass die bzw. der Jugendliche es schaffen wird, und indem Sie Eigenschaften der Person betonen, die nichts mit Essen, Figur und Gewicht zu tun haben.

2 **Entlastung anbieten (z.B. reduzierte Anwesenheitspflicht, Entlastung vom Notendruck).** Manchen betroffenen Jugendlichen hilft es, dass sie wie alle anderen in die Schule oder zum Arbeitsplatz gehen. Es lenkt sie ab, zeigt ihnen, dass sie belastbar sind, und ermöglicht es, den Einfluss der Bulimie auf die Persönlichkeitsentwicklung abzuschwächen. In gewissen Phasen der Behandlung kann es jedoch notwendig sein, dass sich die betroffenen Jugendlichen vollständig auf die Bewältigung der Bulimie konzentrieren. Das ist zum Beispiel dann der Fall, wenn die Bulimie im Alltag kaum mehr kontrollierbar ist oder zusätzlich eine Depression besteht, die die Bewältigung des Alltags phasenweise deutlich erschwert. Fällt Ihnen auf, dass die betroffene Person sich nicht konzentrieren kann oder belasteter wirkt als sonst, sprechen Sie sie in einem persönlichen Gespräch darauf an. Schlagen Sie vor, mit den Eltern und/oder der Behandlungsperson über Unterstützungsmaßnahmen zu sprechen. Vielleicht wenden sich auch die Eltern oder die Behandlungsperson an Sie und möchten über Entlastungsmöglichkeiten sprechen. Unserer Erfahrung nach können Teilkrankschreibungen hilfreich sein. Vielleicht strengen die Anforderungen in der Schule die

betroffenen Jugendlichen gegen Ende der Woche besonders stark an oder es braucht einen Kraftakt, um jeden Morgen in der Schule zu erscheinen. Es ist schwierig, die Balance zwischen Unter- und Überforderung zu finden bzw. zwischen Schonung und Zutrauen, dass die Jugendliche es schafft. Unserer Erfahrung nach gelingt dies am besten im Gespräch mit den Jugendlichen, die häufig keine Sonderbehandlung wollen, sondern am liebsten gar nicht auffallen wollen. Eine weitere Unterstützungsmöglichkeit besteht in der Entlastung vom Notendruck. Hier gilt es die unterschiedlichen gesetzlichen Regelungen in Deutschland, Österreich und der Schweiz zu beachten. In jedem Fall ist das Gespräch mit der betroffenen Jugendlichen und ihrer Familie der erste Schritt. Auf der Grundlage dieses Gespräches wird dann über das weitere Vorgehen entschieden. Viele Schulen akzeptieren relativ formlose Gesuche von Behandlungspersonen, wenn diese in Absprache mit der Jugendlichen, der Lehrkraft und den Eltern erfolgen. Informieren Sie sich bei Bedarf, welche Regelungen es an Ihrer Schule gibt.

3 **Vorsorgemaßnahmen für Notfälle und Krisen treffen.** Im Allgemeinen sind Jugendliche mit einer Bulimie körperlich stabil. Wenden die betroffenen Jugendlichen jedoch sehr häufig Kompensationsmaßnahmen an (z.B. Erbrechen, Missbrauch von Abführmitteln), kann es in Kombination mit starker körperlicher Anstrengung (z.B. im Sportunterricht oder bei Wanderungen), Hitze oder extremer Kälte zu Kreislaufschwierigkeiten kommen. Insbesondere bei Ausflügen sollte dies berücksichtigt werden. Sie haben vermutlich immer Wasser dabei, wenn Sie mit der Klasse unterwegs sind. Nehmen Sie auch Traubenzucker mit, den Sie der betroffenen Person im Fall von Schwäche anbieten können. Zu Ihrer Absicherung sollten Sie auch erfragen, ob eine Hausärztin bzw. ein Hausarzt involviert ist, die bzw. der die körperliche Belastbarkeit regelmäßig kontrolliert. Falls Sie einen Ausflug oder ein Lager planen, können Sie darum bitten, dass die Hausärztin bzw. der Hausarzt die betroffenen Jugendlichen vorher nochmals sieht, oder Sie können über die Eltern oder die Behandlungsperson um Auskunft über die körperliche Belastbarkeit der Jugendlichen bitten. Sprechen Sie sich mit der Behandlungsperson ab, wie Sie die psychische Befindlichkeit der Jugendlichen in der Schule oder während eines Ausflugs oder einer Klassenfahrt unterstützen können. Vereinbaren Sie mit der bzw. dem Jugendlichen und der Behandlungsperson, was Sie tun können und wann Sie die Behandlungsperson bzw. Eltern informieren, falls sich der Zu-

stand der Betroffenen z.B. während einer Klassenfahrt psychisch verschlechtert. Meist sind es genau diese Vorsorgemaßnahmen, die dazu führen, dass Schulausflüge und Klassenfahrten ohne größere Probleme verlaufen oder Krisen schnell überwunden werden.

9.3 Was können Geschwister tun?

Deine Schwester (oder dein Bruder) leidet unter einer Bulimie. Vermutlich machst du dir manchmal Sorgen um sie und vielleicht findest du es unangenehm, dass deine Schwester erbricht. Wahrscheinlich hast du auch schon bemerkt, dass die Bulimie nicht nur deine Schwester belastet, sondern die ganze Familie – deine Eltern, deine anderen Geschwister, falls du welche hast, oder auch deine Großeltern. Vielleicht streiten deine Eltern häufiger, weil sie ebenfalls angespannt oder unsicher sind, wie sie mit deiner Schwester umgehen sollen. Vermutlich warst oder bist du ab und zu wütend auf deine Schwester, dass sie so viel Platz einnimmt, dass sich alles um ihre Krankheit dreht, dass sie sich nicht selbst helfen kann usw. Viele Geschwister von Jugendlichen mit Bulimie erleben Gefühle wie Wut oder Ärger gegenüber der betroffenen Person und viele haben ebenso starke Schuldgefühle. Das ist normal und fast nicht zu vermeiden. Deinen Eltern geht es ähnlich und, glaub uns, auch deine Schwester erlebt Gefühle der Wut, des Ärgers und der Schuld. Manchmal hat sie Angst, dass es nie besser wird, und sie macht sich Vorwürfe, dass sie der Familie so viel zumutet.

Die folgenden Tipps können dir helfen, mit der Erkrankung deiner Schwester (deines Bruders) besser umzugehen.

1 **Versuche, die Bulimie zu verstehen.** Bitte deine Schwester darum, dir zu erklären, was eine Bulimie ist. Wenn sie nicht möchte, kannst du auch deine Eltern fragen, oder du bittest deine Schwester darum, dass du einmal in eine Behandlungssitzung mitkommen kannst.

2 **Sei vorsichtig mit Informationen aus dem Internet oder aus sozialen Medien.** Glaube nicht alles, was im Internet, auf TikTok oder Instagram zu Bulimie gesagt wird. Schaue in den Mediatheken des öffentlich-rechtlichen Fernsehens, ob es Sendungen zu Bulimie gibt, die du gratis streamen kannst, oder schaue dir unsere Vorschläge in den Kästen

auf Seite 52 und Seite 65 an. Wenn du dir unsicher bist, ob eine Information korrekt ist, frage bei deiner Schwester oder deinen Eltern nach.

3 **Behandle deine Schwester normal.** Deine Schwester ist zwar belastet, aber es ist immer noch deine Schwester, mit all ihren guten und nervigen Eigenschaften. Gehe mit deiner Schwester so um wie sonst, versuche aber auch deinen Teil zur besseren Stimmung beizutragen und gehe ihr z.B. aus dem Weg, wenn du mies drauf bist und nichts und niemanden verträgst.

4 **Mache etwas mit deiner Schwester, was euch beiden Spaß macht.** Mache ab und zu mal etwas mit deiner Schwester, was nichts mit Essen, Figur und Gewicht zu tun hat. Schaut einen Film an, hört gemeinsam Musik, redet über die Schule etc. Auch das trägt zur positiven Stimmung bei dir und deiner Schwester, zwischen euch beiden und in der ganzen Familie bei.

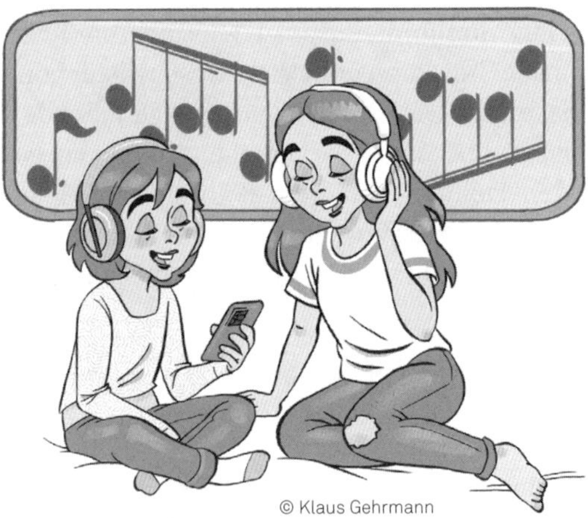

5 **Lass dich nicht von der Bulimie beeinflussen.** Versuche, dich beim Essen nicht von deiner Schwester beeinflussen zu lassen, und iss nicht extra wenig oder absichtlich nicht von Nahrungsmittel, von denen du weißt, dass deine Schwester sie häufig bei Essanfällen isst. Dein Essverhalten hat nichts mit dem deiner Schwester zu tun. Wenn du ihr einen Ge-

fallen tun willst, iss mindestens einmal pro Tag mit deiner Familie am Tisch und rede über das, was dich gerade beschäftigt oder was du erlebt hast. Das hilft euch allen, so viel Normalität zu leben wie möglich, und lenkt deine Schwester ab.

6 **Versuche nicht, das Essverhalten deiner Schwester zu kontrollieren.** Kontrolliere deine Schwester nicht und versuche sie nicht von Essanfällen oder Kompensationsmaßnahmen abzuhalten. Es ist nicht deine Verantwortung und hilft ihr mit großer Wahrscheinlichkeit nicht. Hingegen kannst du sie fragen, ob es etwas gibt, was du tun kannst, was hilft. Zum Beispiel könntest du, wenn ihr allein seid, anbieten, zusammen zu essen und nach dem Essen noch einen Film zu schauen oder zusammen rauszugehen, um vom Essen abzulenken.

7 **Tausche dich aus.** Sprich mit Freundinnen oder Freunden darüber, zu denen du Vertrauen hast. Du musst natürlich nicht allen über die Bulimie-Erkrankung deiner Schwester berichten. Es ist aber gut, wenn du dich mit Gleichaltrigen austauschen kannst. Du brauchst kein schlechtes Gewissen zu haben, du belastest andere dadurch nicht. Es ist auch okay, wenn du zwar sagst, dass deine Schwester an Bulimie erkrankt ist, du aber sonst lieber nicht darüber reden, sondern dich ablenken möchtest. Am einfachsten ist es, wenn du das, falls es so ist, deinen Freundinnen oder Freunden genau so sagst. Dann wissen sie, was dir hilft, und es wird für alle einfacher.

8 **Teile dich deinen Eltern oder anderen erwachsenen Bezugspersonen mit.** Wenn du dich belastet fühlst, schone deine Eltern nicht, sondern sage es ihnen. Es ist normal, dass ihr alle gestresst seid, und es ist einfacher, wenn du es nicht allein tragen musst. Wenn du das Gefühl hast, dass deine Eltern gerade nicht zuhören können, dann rede mit einem anderen Familienmitglied, z. B. deinen Großeltern, deiner Tante, deinem Onkel. Aber schone deine Eltern nicht zu lange. Du kannst auch darum bitten, ab und zu in Behandlungssitzungen mitgehen zu können und dort auch allein mit der Behandlungsperson über dich zu sprechen.

Im folgenden Kasten findest du weitere Tipps und Informationen für Geschwister von Jugendlichen mit Bulimie. In Kapitel 9.4 sind zudem Sendungen und Podcasts zum Thema Bulimie aufgeführt, die auch für dich interessant sein könnten.

Informationen für Geschwister von Jugendlichen mit Bulimie

Tipps und Hilfestellungen

- Hilfreiche Tipps für Geschwister
  https://www.anad.de/essstoerungen/hilfe-durch-aussenstehende/geschwister.php
- Was können Angehörige und andere tun?
  https://www.bzga-essstoerungen.de/hilfe-finden/welche-weiteren-hilfen-gibt-es/was-koennen-angehoerige-andere-tun

Bücher

- Treasure, J., Smith, G. & Crane, A. (2020): *Unterstützung für Angehörige von Menschen mit Essstörungen. Ein Leitfaden für Eltern, Geschwister, Partner und Fachpersonal.* Wien: Facultas.

9.4 Was können Jugendliche selbst tun?

Wenn du an einer Essstörung wie der Bulimie leidest, ist es wichtig, dass du dich damit auseinandersetzt. Dazu gehört, dass du weißt, dass eine Bulimie behandelt werden kann und auch behandelt werden sollte. Das heißt, es ist wichtig, dass du mit deinen Eltern, deinen Geschwistern oder auch deinen Lehrkräften darüber sprichst und dich unterstützen lässt, eine Therapeutin oder einen Therapeuten zu finden, die bzw. der sich mit der Bulimie auskennt. Wenn du bereits in Behandlung bist, dann brauchst du Geduld und Durchhaltewillen, damit die Bulimie zurückgeht und nicht mehr wieder auftritt. Aber du bist nicht allein, deine Behandlungsperson wird dir helfen, die Geduld und den Durchhaltewillen aufzubringen. Dafür ist sie da.

Im Folgenden findest du einige Vorschläge, die anderen Jugendlichen geholfen haben, ihre Bulimie zu bewältigen.

1 **Bleib dran.** Egal wie anstrengend und frustrierend der Alltag, die Schule, die Ausbildung, das Zuhause, die Eltern, die Geschwister, Gleichaltrige, die Lehrkräfte, die Bulimie und die Behandlung sein können, es ist wichtig, dass du dranbleibst. Was heißt „dranbleiben"? Es heißt, dich zu überwinden, Fragen zu stellen, in die Behandlung zu kommen, Übungen für zu Hause möglichst regelmäßig umzusetzen und mit deiner Behandlungsperson darüber zu sprechen, warum dir das gelingt oder nicht. Es geht darum herauszufinden, was es braucht, damit du mutig neue Dinge ausprobieren kannst, aber auch darum herauszufinden, warum du bestimmte Empfindungen oder Erfahrungen vermeidest. Es bedeutet, über Ärger und Ungeduld oder Frust zu sprechen sowie deiner Behandlungsperson, deinen Eltern und anderen ausgewählten Personen zu vertrauen.

2 **Finde heraus, wo die Behandlung ansetzen kann.** Es ist hilfreich für dich zu verstehen, wie es bei dir zu einer Bulimie gekommen ist. Gut ist es, wenn du, deine Behandlungsperson, deine Eltern oder andere wichtige Bezugspersonen sich die Entstehung deiner Bulimie auf eine ähnliche Art und Weise erklären. Noch wichtiger ist es, dass du und deine Behandlungsperson wisst, was im Moment bei dir die Bulimie aufrechterhält. Tägliche Auslöser für Essanfälle und Kompensationsmaßnahmen sind sogenannte „aufrechterhaltende Bedingungen" und der Ansatzpunkt für die Behandlung.

Beispiel: Leonie, 15 Jahre (Fortsetzung)

Leonie und ihre Behandlungsperson haben festgestellt, dass Leonie schon lange dazu neigt, Frust runterzuschlucken und nicht darüber zu reden. Seit sie in die Pubertät gekommen ist, hat sie zugenommen. Leonie findet sich zu dick und ihren Körper zu wenig trainiert. Obwohl ihre Freundinnen ihr sagen, dass das nicht stimmt, schaut sie doch immer, wie viel diejenigen essen, die dünner sind. Sie hält sich in der Schule den ganzen Tag zurück und isst möglichst viel Salat, Gemüse und Früchte und wenig Teigwaren oder Kartoffeln. Seit etwa einem halben Jahr hat sie Mühe, sich in der Schule zu konzentrieren, und muss sich dafür extrem anstrengen. Kommt sie nach Hause, hat sie erst mal die Nase voll. Seit sie in Behandlung ist, beobachtet sie auf Anleitung der Behandlungsperson, wann Essanfälle und Kompensationsmaßnahmen vorkommen und was davor und danach passiert. Eigentlich ist es ihr auch ohne die Selbstbeobachtung klar und sie notiert sehr wenig auf den Protokollen. Ihr Therapeut ist ein jüngerer Mann. Zuerst war Leonie nicht sicher, was sie davon halten soll, aber jetzt ist es ganz in Ordnung. Für ihn ist es okay, dass sie nicht so viel aufschreibt. Er meint, es sei wichtiger, dass sie mitdenkt als aufschreibt. Letztes Mal haben sie zusammen festgestellt, dass Leonie am späten Nachmittag, wenn sie von der Schule nach Hause kommt und bevor die Eltern da sind, direkt zum Kühlschrank geht und anfängt zu essen. Es geht dann alles ganz schnell, weil sie fertig sein muss, wenn der Vater oder die Mutter nach Hause kommen. Rasch beseitigt sie die Spuren des Essanfalls, wischt die Spuren in der Toilette weg und öffnet die Fenster. So geht es seit einigen Wochen mindestens dreimal die Woche, eigentlich immer, wenn sie nach der Schule allein ist. Leonie versteht, dass die Behandlung an dem Zeitpunkt bzw. der Situation ansetzen muss, wenn sie von der Schule nach Hause kommt.

3 **Setze dir realistische Ziele.** Es ist wichtig, sich keine unrealistischen Ziele zu setzen. Unrealistische Ziele erkennst du daran, dass sie Schwarz-Weiß-Denken oder Alles-oder-Nichts-Denken enthalten. Versuchst du, unrealistische Ziele zu erreichen, ist es sehr wahrscheinlich, dass du dich noch so sehr bemühen kannst, aber dennoch in deinen Augen einen Misserfolg erleben wirst. Beispiele für unrealistische Ziele findest du im nachfolgenden Kasten. Realistische Ziele sind wichtig, weil sie helfen, die Bulimie Schritt für Schritt und erfolgreich zu überwinden. Zudem bringt man für die Bewältigung von Problemen vor allem dann die benötigte Ausdauer auf, wenn man kleine Schritte in die richtige Richtung als Erfolg ansehen kann. Beispiele für realistische Ziele kannst du ebenfalls dem folgenden Kasten entnehmen.

Realistische versus unrealistische Ziele

Beispiele für *unrealistische* Ziele:

- Ich will jetzt keine Essstörung mehr haben.
- Ich habe nie mehr einen Essanfall.
- Ich ernähre mich immer gesund.
- Ich erbreche nie mehr, treibe nie mehr Sport, um einem Essanfall entgegenzuwirken und ich verwende nie mehr Abführmittel.
- Ich streite nie mehr mit meinen Eltern.

Wichtig: Verstehe uns nicht falsch: Es ist völlig okay, sich zu wünschen, dass alles vorbei ist, alles weggeht, nichts mehr belastet. Und es ist auch okay, Mitleid mit sich selbst zu haben. Aber solche Wünsche sind keine guten Ziele.

Beispiele für *realistische* Ziele:

- Ich erlebe nur noch wenig Essanfälle und kann Kompensationsverhalten rasch abbrechen und schrittweise ganz vermeiden.

- Ich esse an fünf Tagen die Woche dreimal täglich eine Mahlzeit.
- Ich bewege mich einmal am Tag an der frischen Luft und verzichte außerhalb des Sportunterrichts oder des Freizeitkurses auf Sport.

4 **Sei auch bereit für mühsame Übungen – Selbstbeobachtung und Mahlzeitenplan.** Psychotherapie bei psychischen Störungen kann Spaß machen und soll und darf auch mal witzig sein. Es ist aber auch wichtig, dass du damit rechnest, mühsame, anstrengende oder langweilige Übungen zu Hause durchzuführen. Nehmen wir z. B. die *Selbstbeobachtung*: Es kann mühsam sein, sich täglich Zeit zu nehmen und aufzuschreiben, was man wann gegessen hat und was man vorher, währenddessen und nachher gedacht, getan und gefühlt hat. Es kann auch unangenehm sein festzustellen, wie häufig Essanfälle vorkommen. Es kann sein, dass du Scham empfindest aufzuschreiben, was du nach einem Essanfall tust, um die Kalorien wieder loszuwerden.

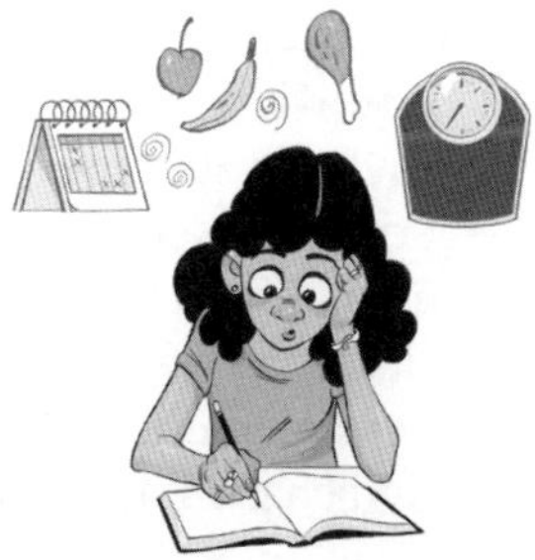

© Klaus Gehrmann

Merke: Selbstbeobachtung

Es ist wichtig, dass du alles tust, was dir dabei hilft, mindestens an drei Tagen die Woche und bei allen Essanfällen und Kompensationsverhalten ehrlich aufzuschreiben, was los war, und offen darüber zu sprechen. Schamgefühle sind schwer zu ertragen und geben einem das Gefühl, dass es besser ist, nicht darüber zu sprechen, aber genau das Gegenteil hilft. Häufig ist es so, dass wir das tun sollten, was schwierig ist. Hier gilt auch: Indem du über dein Erleben im Alltag berichtest, fängst du an, die Bulimie zu kontrollieren, statt dich von ihr kontrollieren zu lassen!

Ein weiteres Beispiel für eine anstrengende Übung ist der *Mahlzeitenplan*: Natürlich ist es sinnvoll, dass du nicht immer tust, was dir andere Personen sagen. Wenn dir jedoch deine Behandlungsperson oder deine Eltern sagen, dass du regelmäßig essen sollst, dann haben sie recht. Wissenschaftliche Untersuchungen haben gezeigt, dass regelmäßige Mahlzeiten helfen, Traurigkeit, Leere und Angst abzubauen, den Appetit zu regulieren und die Fähigkeit zu verbessern, sich zu konzentrieren. Wir haben die Erfahrung gemacht, dass Jugendliche, die daran arbeiten, regelmäßig zu essen, feststellen, dass dies die Stärke und Häufigkeit der Essanfälle verringert. Viele Jugendliche befürchten, durch regelmäßige Ernährung zuzunehmen, und das ist genau das, was sie um jeden Preis verhindern möchten. Unserer Erfahrung nach kommt es nicht dazu. Es kann sein, dass das Gewicht schwankt, das ist bei allen Menschen so. Die regelmäßige Ernährung führt dazu, dass das Gewicht gleichbleibt und dir ermöglicht, dich für andere Dinge als Essen, Figur und Gewicht zu interessieren.

5 **Lerne, mit Zweifel umzugehen.** Fragst du dich ab und zu, ob du genügend motiviert bist, um die Bulimie zu bewältigen und um die Behandlung zu Ende zu führen? Das ist okay! Zweifel zu haben bzw. hin- und hergerissen zu sein, ist nicht schlimm und kann sogar helfen, vor allem wenn du offen darüber sprichst und kritisch bist. Nicht alles, was du hier liest, was du online lesen kannst und was du von deinen Eltern und der Behandlungsperson hörst, wird dir helfen. Einige Dinge passen einfach nicht für dich oder die Situation, in der du dich befindest. Für deine Behandlungsperson ist es darum hilfreich, wenn du ihr mitteilst, was für dich gut klappt und was nicht. Lass sie wissen, wann du zweifelst und warum und wie du damit klarkommst. Mit Zweifeln stellst du die Behandlungsperson nicht infrage, sondern begegnest ihr auf Augenhöhe und hilfst ihr zu verstehen, was bei dir los ist. Aber sei auch kritisch mit dir selbst und versuche zu unterscheiden: Was ist allgemeine Energielosigkeit, was sind Zweifel aufgrund von Müdigkeit und Überforderung mit der Behandlung und was ist die Bulimie, die dir nahelegt aufzugeben? Psychische Störungen, so auch die Bulimie, sind „Energiestaubsauger“ und manchmal sind sie auch „Einflüsterer“. Es kommt vor, dass die Bulimie einem „einflüstert“, dass die Behandlung sinnlos ist oder dass die Behandlung dazu führt, dass das Gewicht unkontrollierbar steigt oder dass man ohne die Bulimie „nichts mehr ist“. Gegen solche Einflüsterungen solltest du mit der Zeit immun werden.

Merke

Du bist viel mehr als diese Essstörung! Lass dich dabei unterstützen, deine Essstörung in die Schranken zu weisen.

6 **Erkenne mithilfe des ABC-Modells Auslöser für Essanfälle und Kompensationsverhalten und nutze Notfallkärtchen als Erinnerung für alternative Verhaltensweisen.** Wenn du schon einige Sitzungen mit deiner Therapeutin oder deinem Therapeuten gehabt hast, wirst du vermutlich schon das *ABC-Modell* und die *Notfallkärtchen* kennengelernt haben. Sie sind das Kernstück der Behandlung. Sie ermöglichen es dir zu lernen, in deinem Alltag Risikosituationen für Essanfälle und Kompensationsverhalten zu erkennen und Schritt für Schritt dagegen anzugehen. Weil die Kompensationsmaßnahmen bei einer Bulimie fast immer *nach* einem Essanfall auftreten, steht in der Behandlung zuerst die genaue Analyse von Essanfällen im Vordergrund. Wenn es dir gelingt, Essanfälle ganz zu verhindern oder, wenn sie stattfinden, sie zu verkürzen, also dabei weniger zu essen oder kurz vor Ende eines Essanfalls noch ein kleines bisschen Essen liegen zu lassen, bist du einen großen Schritt weitergekommen. Manchmal gelingt es aber auch nicht, einen Essanfall zu verhindern oder zu verkürzen. Das ist frustrierend, aber kein Grund, sich fertig zu machen oder aufzugeben. Auch nicht, wenn du es zum zigsten Mal nicht geschafft hast. Schau genau hin und analysiere deine Notizen im ABC-Modell: Was tust du danach? Wertest du dich ab? Denkst du, jetzt kommt es auch nicht mehr darauf an, und bist bald schon im nächsten Essanfall? Oder lässt du die nächste geplante Mahlzeit aus? Sei geduldig und freundlich mit dir, wenn es darum geht, wie viele Versuche du brauchst, um die Bulimie schrittweise zu bewältigen, aber sei auch kritisch mit dir, wenn es darum geht, wie du mit Schwierigkeiten und Misserfolgen umgehst. Beobachte dich genau und frage dich: Hat mir diese Selbstabwertung schon einmal bei irgendwas geholfen? Habe ich weniger Essanfälle, wenn ich mich selbst runtermache? Wenn du diese Fragen mit Nein beantwortest, dann probiere anstelle von Selbstabwertungen folgende Tipps aus:

- Lass nach einem Essanfall keine Mahlzeit aus, auch wenn sie fünf Minuten später erfolgt.
- Nimm den Essanfall mithilfe des ABC-Modells unter die Lupe. Frag dich, was du (bei A oder B) anderes tun könntest, damit die Wahrscheinlichkeit, den Essanfall zu verhindern oder zu verkürzen, weniger zu essen oder am Schluss ein bisschen Essen liegen zu lassen, um 5 % steigt?
- Überlege dir: Wie musst du mit dir reden, damit du den Mut nicht verlierst?

- Und denke daran: Du bist nicht allein. Sprich mit deiner Behandlungsperson, deinen Eltern oder anderen Personen deines Vertrauens darüber.

Im Laufe der Behandlung wirst du also immer wieder das ABC-Modell und die Notfallkärtchen anwenden, um nach einem Essanfall Kompensationsverhalten zu verhindern oder zu verkürzen. Das „A" im ABC-Modell steht für die Auslöser bzw. die auslösende Situation, unter „B" wird das Verhalten notiert, das du während des Essanfalls bzw. während des Durchführens des Kompensationsverhaltens zeigst. Das „C" steht schließlich für die Konsequenzen, die die Essanfälle bzw. das Kompensationsverhalten haben (vgl. auch das Beispiel von Leonie in Abbildung 2). In den Notfallkärtchen (vgl. die drei Kästen rechts in der Abbildung 2) werden dann Strategien bzw. alternative Verhaltensweisen notiert, die es ermöglich, die Auslöser (A) und das Verhalten bzw. die Reaktionen (B) zu kontrollieren. Weiterhin werden Strategien festgehalten, die einen alternativen Umgang mit den Konsequenzen der Essanfälle (C) ermöglichen. Wie das alles genau funktioniert, wird dir deine Therapeutin bzw. dein Therapeut genau erläutern.

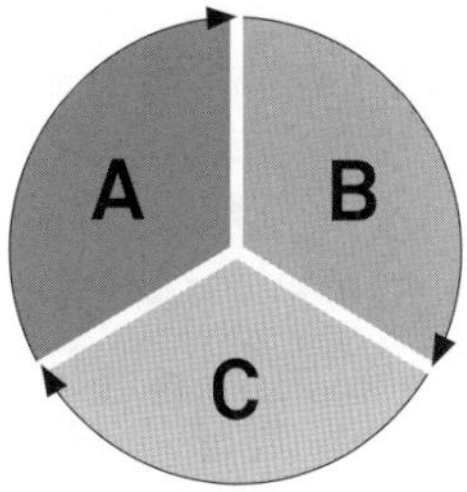

A = Auslöser

Stress in der Schule, abends alleine nach Hause kommen, bevor die Eltern kommen

B = Verhalten

Gehe sofort zum Kühlschrank und beginne alles durcheinander zu essen, danach sofort aufs Klo und erbrechen

C = Konsequenzen

Fühle mich schlimm, Spuren von der Toilette wegwischen, Fenster öffnen, verheimlichen

Notfallkärtchen

(A)

- Mahlzeitenplan einhalten, wissen, dass ich um 16 Uhr meine Zwischenmahlzeit einnehmen darf (Riegel & Apfel).
- Rückwärts in die Wohnung eintreten, Hauptsache anders als sonst, und Zeit gewinnen.
- Laut Musik hören, wenn ich nach Hause komme. Bewusste Pause einlegen, wenn ich nach Hause komme, z. B. YouTube.

(B)

- Wenn ich's nicht schaffe: 10-mal ein- und ausatmen, bevor ich mit dem Essen beginne.
- Wenn es nicht gelingt: Wecker auf 1 Minute stellen und nochmals versuchen.
- Beim Essen den letzten Bissen liegen lassen. (Das ist Kontrolle!)

(C)

- Mache mich ein bisschen weniger fertig als sonst.
- Nehme meine Notfallkärtchen zu den Kompensationsmaßnahmen hervor.
- Gehe duschen, um Zeit zu gewinnen. Damit habe ich eine Auslöserkontrollstrategie von Kompensationsmaßnahmen angewandt!

Abbildung 2: ABC-Modell und Notfallkärtchen von Leonie (15 Jahre)

7 **Hinterfrage deinen Umgang mit Social Media (Instagram, TikTok, Snapchat).** Du kennst dich mit sozialen Medien vermutlich viel besser aus als wir. Es gibt allerdings einige psychologische Abläufe, die einen Einfluss auf dich haben, wenn du soziale Medien konsumierst, und die solltest du deshalb auch kennen:

- *Lernen am Modell.* Seit du klein bist, lernst du auch durch Vorbilder (Fachleute sagen dazu auch „Lernen am Modell"). Das waren zuerst deine Eltern, Geschwister, Großeltern und andere enge Bezugspersonen. Jetzt lernst du von Gleichaltrigen und auch von Personen in den sozialen Medien. Such dir sehr genau aus, welchen Influencerinnen oder Influencern du folgst, und prüfe sehr kritisch, welche Aussagen diese machen, prüfe also deren Aussagen mindestens genauso kritisch wie die deiner Eltern, deiner Behandlungsperson oder deiner Lehrkraft etc.
- *Die Dauer und Häufigkeit machen es aus.* Inhalte in sozialen Medien werden vor allem über Bilder und Videos vermittelt. Unser Gehirn wird durch Bilder und Töne rasch aktiviert und verarbeitet diese Informationen besonders tief. Mit anderen Worten: Es ist sehr wahrscheinlich, dass die Influencerin auf TikTok einen größeren Einfluss auf dich hat als deine Behandlungsperson. Denk daran und versuche den Einfluss sozialer Medien bewusst wahrzunehmen und zu hinterfragen.
- *Sprich mit deiner Behandlungsperson darüber.* Zeig deiner Therapeutin oder deinem Therapeuten die Kanäle, die du (häufig) besuchst. Baue deine Scham ab, lass dir helfen, einen Umgang mit den sozialen Medien zu finden, der deine Bemühungen, die Bulimie zu überwinden, nicht stört.

Informationen zum Umgang mit Social Media

- 10 Tipps für einen sicheren Umgang im Netz
  https://jugend.akzente.net/leben/medien-internet-social-media/10-tipps
- Social Media – Wie wir einen gesünderen Umgang finden
  https://www.ardaudiothek.de/episode/die-loesung-der-psychologie-podcast/social-media-mit-tarik-tesfu-wie-wir-einen-gesuenderen-umgang-finden/br/13458647

- Social Media – Wie wir achtsam Medien konsumieren
  https://www.deutschlandfunknova.de/beitrag/medien-achtsam-social-media-konsumieren
- Wenn der Schein trügt: Perfekte Social Media-Welt
  https://www.srf.ch/sendungen/school/medien-und-informatik/wenn-der-schein-truegt-perfekte-social-media-welt
- Infoportal für Mediennutzung und Medienkompetenz
  https://www.ins-netz-gehen.de/jugendliche

8 **Finde einen natürlichen Umgang mit Essen, Ernährung, Figur, Gewicht und Bewegung.** Wenn du immer weniger Essanfälle und Kompensationsverhalten erlebst, dann geht es als Nächstes darum, einen natürlichen Umgang mit dem Thema Essen, Ernährung und Bewegung zurückzugewinnen. Es kann sein, dass du noch lange keinen richtigen Hunger und vor allem keine Sättigung spürst. Mach dir darüber keine zu großen Sorgen und bleib dabei, mindestens drei Mahlzeiten pro Tag einzunehmen. Um wieder einen natürlichen Umgang mit Ernährung und Bewegung zu entwickeln, kann es dir helfen, wenn du dir folgendes Bild vor Augen führst: Deine Persönlichkeit (auch Identität genannt) kannst du dir vorstellen wie ein Gebäude, das von verschiedenen Säulen getragen wird. Für eine gewisse Zeit deines Lebens hat die Bulimie eine sehr große Rolle eingenommen und war eine so dicke Säule, dass viele andere Bereiche deiner Persönlichkeit zur Seite gedrängt wurden. Nun stell dir vor, dass die Themen Essen, Ernährung und Bewegung zusammen eine neue Säule bilden. Die Säule trägt den Namen „Selbstfürsorge". Wenn Essen, Ernährung und Bewegung nicht länger von der Bulimie bestimmt werden, kannst du dir die Frage stellen, wie du deine Ernährungsweise, dein Essverhalten und deine Bewegungsgewohnheiten unabhängig von der Bulimie beschreiben würdest. Genauso ist es mit den Themen Figur und Gewicht. Auch sie bilden von nun an eine neue Säule. Die neue Säule heißt „Körperbild". Nun kannst du dir die Frage stellen, wie du die Einstellung zu deiner Figur und deinem Gewicht ganz unabhängig von der Bulimie beschreiben würdest. In der Abbildung 3 findest du ein Beispiel von Sarah, die sich genau diese Fragen gestellt hat.

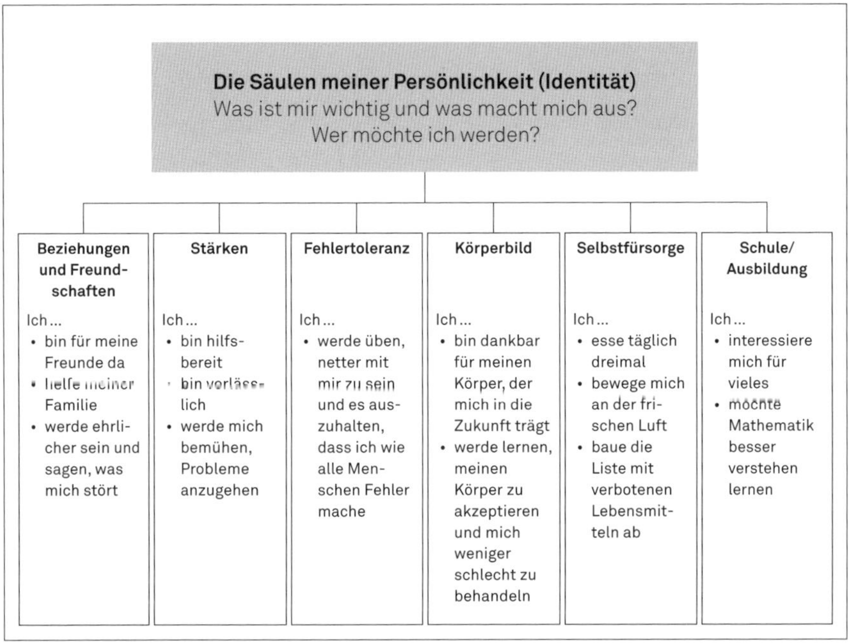

Abbildung 3: Säulen der Persönlichkeit/Identität von Sarah (17 Jahre)

9 **Übe radikale Akzeptanz.** Wenn du dich selbst radikal akzeptierst, kann dir das helfen, die Bulimie zu überwinden. Radikale Akzeptanz hilft, den Einfluss deiner Einstellung zu deinem Körper und die Wirkung auf dein Handeln, Denken und dein Fühlen zu unterbrechen. Deine Einstellung zu deiner Figur, deinem Gewicht ist der ständige Motor, der deine Bulimie mit Energie versorgt. Solange du dich nicht mit dir als gesamte Person anfreunden kannst, hat die Bulimie großen Einfluss auf dich. Radikale Akzeptanz kann man Schritt für Schritt üben. Gehe dabei wie folgt vor:

- Notiere dir die Bereiche deines Körpers, mit denen du eher unzufrieden bist (das entspricht einem Wert von 1 bis 3 auf einer Skala von 0 = „überhaupt nicht zufrieden“ bis 10 = „sehr zufrieden“). Viele Jugendliche nennen hier z. B. ihre Fußfesseln, ihre Finger, ihren Hals, ihre Oberarme etc.
- Einmal pro Tag solltest du dir Zeit für folgende kleine Übung nehmen: Du atmest zunächst tief durch und akzeptierst dieses Körper-

teil (also ein Körperteil, mit dem du aktuell unzufrieden bist, z.B. deine Oberschenkel) radikal, also ohne Wenn und Aber. Alle anderen Gedanken oder den Drang, dich selbst abzuwerten, packst du in deiner Vorstellung in Watte und in eine Kiste ein und schickst sie ins „Auf-Nimmerwiedersehen-Land". Dort stehen übrigens schon viele Kisten zum Thema „negatives Körperbild" von vielen Jugendlichen mit Bulimie.
- Führe diese Übung jeden Tag und mindestens eine Woche lang durch, übe zunächst anhand von zwei verschiedenen Körperteilen. Nimm anschließend immer mehr Körperregionen dazu.
- Zum Üben der radikalen Akzeptanz kannst du dich an der Skala in Abbildung 4 orientieren. Notiere auf der Skala jeden Tag, wie du mit dem Üben der radikalen Akzeptanz vorankommst. Nimm dir mindestens eine Woche Zeit und versuche, bis zur Skalenstufe bzw. Bewertung 5 oder noch besser bis zur Bewertung 6 zu kommen.
- Am Ziel bist du, wenn du deinen ganzen Körper pro Tag fünf Minuten annehmen kannst, so wie er ist.

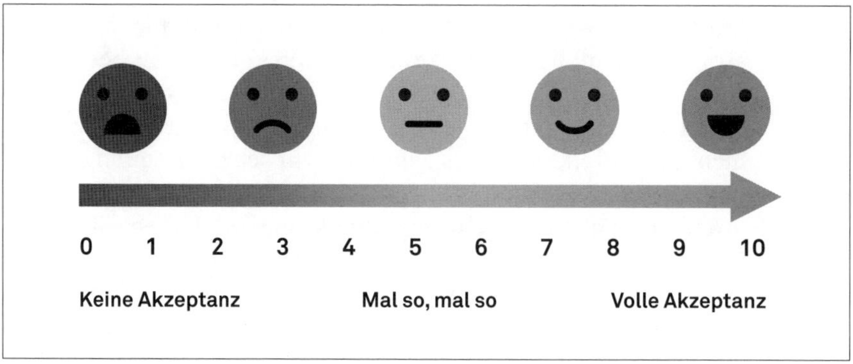

Abbildung 4: Skala zum Training radikaler Akzeptanz

Radikales Akzeptieren kannst du auch im Alltag üben, wenn dich irgendetwas stresst. Wenn wir etwas Unangenehmes erleben, versuchen wir üblicherweise, dieses Erleben so rasch wie möglich loszuwerden. Häufig vermeiden wir zudem Situationen, die unangenehm sind. Das ist an sich auch nicht verkehrt. Allerdings können wir Unangenehmes nicht immer beenden und nicht immer vermeiden. Jugendliche mit Bulimie vermeiden häufig Unangenehmes, indem sie einen Essanfall haben oder Kompensationsmaßnahmen durchführen. Das ist kurzfristig weniger schmerzhaft als Empfindungen wie Frust, Verzweiflung, Angst, Wut usw. zuzulassen. Dagegen kann es helfen, radikale Akzeptanz zu üben. Dafür suchst du dir eine Sorge aus, die du als „mittelstressig" bewertest, und übst fünf Minuten pro Tag, nichts anderes zu tun als auszuhalten, dass es stressig ist, diese Sorge zu haben. Dabei packst du alle Gedanken, die dich verführen wollen, an dir zu zweifeln, den Mut zu verlieren und alles hinzuwerfen, in eine Kiste und schickst sie ins „Auf-Nimmerwiedersehen-Land".

10 **Ein guter Umgang mit Eltern will gelernt sein.** Deine Eltern möchten dich unterstützen, auch wenn sie sich aus deiner Sicht manchmal nicht richtig verhalten. Die Bulimie zu bewältigen, ist nicht nur für dich, sondern auch für deine Eltern und Geschwister herausfordernd. Das ist normal und auch völlig in Ordnung. Wenn wir zusammenleben, dürfen wir erwarten, dass andere sich für uns einsetzen, wenn es uns nicht gut geht. Hast du deswegen ab und zu ein schlechtes Gewissen? Dann geht es dir so wie deinen Eltern. Die meisten Eltern von Jugendlichen mit Bulimie fühlen sich ab und zu schuldig und denken, sie hätten irgendetwas besser machen müssen und glauben, dass sich dann keine Bulimie entwickelt hätte. Es ist tatsächlich manchmal so, dass in Familien Dinge nicht gut laufen, oder dass Familien sehr schwere Zeiten erleben und es so dazu kommt, dass es einem oder mehreren Familienmitgliedern nicht gut geht. Allerdings – und das haben wir deinen Eltern in Kapitel 9.1 auch erklärt – hilft ein schlechtes Gewissen nicht. Ein schlechtes Gewissen und Schamgefühle führen dazu, dass wir nicht offen miteinander sprechen, dass wir schneller streiten oder davonlaufen. Solche ungünstigen Gewohnheiten machen die Bewältigung der Bulimie schwieriger. Deswegen ist es wichtig, dass du immer und immer wieder übst, mit deinen Eltern gut umzugehen. Auch Eltern lernen durch Vorbilder („am Modell") und durch Anleitung. Sag ihnen also, was dir hilft und was weniger. Erkläre ihnen, was bei dir Trotz, Abwehr oder Widerstand auslöst, z. B., wenn dein Vater oder deine Mutter oder eine andere wichtige Bezugsperson dich kontrolliert. Denk aber daran, dass auch du etwas anbietest, z. B., dass du offen über Schwierigkeiten

berichtest, mal davon erzählst, wie es in der Behandlung läuft und was okay oder nicht okay war in der Schule. Eltern sind häufig unsicher, wie viel Unabhängigkeit Jugendliche brauchen und in welchem Bereich sie noch Verantwortung übernehmen müssen. Findet das zusammen heraus, so kannst du mit und nicht gegen deine Eltern erwachsen werden.

Merke

Übe den Umgang mit deinen Eltern und sprich darüber mit deiner Behandlungsperson. Dafür ist sie da.

Und zum Schluss möchten wir dir noch Folgendes mit auf den Weg geben:

Merke: Eile mit Weile

Kennst du das Brettspiel „Eile mit Weile"? Falls nein, es handelt sich um ein typisches Würfelspiel, das man in der Schweiz mit Schulkindern spielt. Wenn man dreimal die 6 würfelt, muss man alle seine Spielfiguren auf dem Brett wieder zurück auf Feld 1 stellen. Auch bei der Behandlung der Bulimie kann es passieren, dass man das Gefühl hat, dass man wieder von vorn anfangen muss. Das ist natürlich frustrierend, aber es gehört dazu und es wird mit der Zeit immer weniger häufig vorkommen, dass du Rückfälle erlebst.

Weitere Hilfestellungen, Informationen und Erfahrungsberichte findest du im folgenden Kasten.

Informationen, Hilfen und Tipps für Jugendliche mit Bulimie

Podcasts, Sendungen und Bücher

- Podcast: Bulimie
  https://www.meissenberg.ch/klinik/meissenberg-podcasts/podcast-bulimie
- Podcast: Sucht & Süchtig, Folge: Essstörungen II Bulimie – mit Camilla
  https://www.ardaudiothek.de/episode/sucht-und-suechtig/essstoerungen-ii-bulimie-mit-camilla/ard/13322201/
- Audiobeitrag: „Ich habe eine Essstörung"
  https://www.srf.ch/audio/rehmann/ich-habe-eine-essstoerung?id=b22342f6-865d-4c74-80ec-bf9277de0333

- Video: Nataly (25): Social Media hat mich getriggert
  https://www.ardmediathek.de/video/tru-doku/nataly-25-social-media-hat-mich-getriggert-oder-tru-doku/funk/Y3JpZDovL2Z1bmsubmV0LzEyMDc0L3ZpZGVvLzE5MDc1MTQvc2VuZHVuZw
- Video: Magersucht oder Bulimie?! Ist Instagram Schuld? (Talkformat: Auf Klo)
  https://www.ardmediathek.de/video/auf-klo/magersucht-oder-bulimie-ist-instagram-schuld-auf-klo/funk/Y3JpZDovL2Z1bmsubmV0Lzc4Ni92aWRlby8xNTUwNzgy
- Video: Angst vorm Sprechen: Vom Stottern in die Bulimie und Depression
  https://www.ardmediathek.de/video/tru-doku/angst-vorm-sprechen-vom-stottern-in-die-bulimie-und-depression-oder-tru-doku/funk/Y3JpZDovL2Z1bmsubmV0LzEyMDc0L3ZpZGVvLzE5MTgyMDkvc2VuZHVuZw
- Video: „Ich habe mich acht Mal am Tag übergeben"
  https://www.blick.ch/video/specials/vasi-n-35-hungerte-wegen-beauty-wahn-auf-instagram-87-kilos-weg-ich-habe-mich-achtmal-am-tag-uebergeben-id17213726.html
- Essstörungen: Literatur und Filme
  https://www.anad.de/essstoerungen/literatur-und-filme/

Apps

- Selfapy (nur für Deutschland und rezeptpflichtig)
  https://www.selfapy.com/kurse/bulimie
- Jourvie
  https://socialimpact.eu/community/team/jourvie
- Recovery Record
  https://www.recoveryrecord.de/de

9.5 Welche Behandlungen sind wirksam?

Zur Behandlung der Bulimie haben sich die Kognitive Verhaltenstherapie für Essstörungen (KVT-E) sowie eine der Weiterentwicklungen davon, die Dialektisch-Behaviorale Therapie (DBT), als wirksam erwiesen. Zudem hat es sich als wirksam erwiesen, den Umgang mit zwischenmenschlichen Schwierigkeiten in der Familie und im Umfeld der betroffenen Jugendlichen in den Vordergrund zu rücken. Außerdem ist wichtig, dass die Eltern über die Störung informiert werden und nach Absprache mit ihrem Kind bestimmte Aufgaben, wie z. B. Unterstützung beim Mahlzeitenplan, übernehmen. Die Psychotherapie bei der Bulimie kann im Einzelsetting oder als Gruppentherapie durchgeführt werden.

Häufig ist es schwierig, einen freien Platz bei Therapeutinnen oder Therapeuten zu finden, die auf die Behandlung von Essstörungen spezialisiert sind. In letzter Zeit wurden Psychotherapieangebote entwickelt, in denen Treffen mit einer Behandlungsperson mit Selbsthilfe-Sitzungen abgewechselt werden. Die Selbsthilfe-Sitzungen werden mit einem Buch, online über das Internet oder über eine App durchgeführt. Wird die Selbsthilfe online oder über eine App angeboten, wird dieser Behandlungstyp „blended treatment" genannt. Es ist wichtig, darauf zu achten, dass diese Angebote wissenschaftlich überprüft sind, hierüber kann die Behandlungsperson Auskunft geben. Programme, die Selbsthilfe (online oder nicht online) mit Begleitung durch eine Behandlungsperson anbieten, sind bei nicht stark ausgeprägter Bulimie wirksam oder können eine sehr sinnvolle Überbrückung während der Wartezeit auf eine Psychotherapie in Präsenz (Face-to-face-Psychotherapie) darstellen.

Nehmen betroffene Jugendliche an einer Selbsthilfebehandlung teil und kommt nach ca. vier bis fünf Wochen zu keiner Besserung des Befindens, ist es sinnvoll, den Behandlungstyp zu wechseln. Gerade Jugendliche und jüngere Erwachsene tun sich häufig schwer, Selbsthilfeangebote ohne regelmäßige Anleitung von Behandlungspersonen konsequent im Alltag umzusetzen. Auch deswegen kann es sinnvoll sein, eine klassische Behandlung in Präsenz aufzusuchen.

Für die Behandlung der Bulimie gilt, dass Medikamente, sogenannte Psychopharmaka, wie z.B. Antidepressiva (v.a. Fluoxetin, Handelsnamen: Prozac®, Fluctin®, Fluxet®), nur zusammen mit einer gleichzeitig stattfindenden Psychotherapie eingesetzt werden sollten, da diese Medikamente nur eine begrenzte Wirkung auf die Essstörungssymptomatik zeigen. Für die meisten Fälle gilt, dass eine Psychotherapie zur Bewältigung der Bulimie ausreichend wirksam ist.

Leiden betroffene Jugendliche zusätzlich zur Bulimie an einer schweren Depression oder Zwangsstörung, kann es sinnvoll sein, Antidepressiva einzusetzen. Lassen Sie sich in jedem Fall von der Behandlungsperson dazu beraten, was die Vorteile und was die Nebenwirkungen einer Behandlung mit Medikamenten bei Jugendlichen sein können.

Eine Ernährungsberatung ersetzt die Psychotherapie bei Bulimie nicht und führt in den allermeisten Fällen nicht dazu, dass die Bulimie zurückgeht. Eine Kombination kann unter bestimmten Umständen hilfreich sein, z. B., wenn die betroffene Person eine bestimmte Form der Ernährung benötigt. In den meisten Fällen ist jedoch eine alleinige Psychotherapie ebenso wirksam. Zudem ist es wichtig, dass nicht die kalorienreduzierte Ernährung oder ein strenger Mahlzeitenplan im Vordergrund der Ernährungsberatung stehen. Ansonsten kann dies dazu führen, dass die Bulimie stärker wird.

Viele Jugendliche mit Bulimie wollen in erster Linie an Gewicht abnehmen, häufig auch dann, wenn sie normalgewichtig sind. Wenn eine Bulimie vorliegt, dann muss diese zuerst behandelt werden. Dies gilt auch dann, wenn die betroffene Jugendliche übergewichtig ist oder adipös (krankhaft übergewichtig). Kurzfristig angelegte Diäten führen immer zu einer Verschlechterung der Bulimie und meist auch zu einem Anstieg des Körpergewichts, kurz nachdem die Diät beendet wird. Leiden betroffene Jugendliche unter einer besonders schweren Form von Adipositas und/oder unter Diabetes (Zuckerkrankheit), wird die Behandlungsperson mit der zuständigen medizinischen Fachperson absprechen, was bei der Behandlung der Bulimie zu beachten ist. Erst im Anschluss an die Behandlung der Bulimie wird die Behandlungsperson mit betroffenen Jugendlichen besprechen, ob eine Behandlung zur Verringerung des Körpergewichts notwendig ist und falls ja, welche.

Weitere Informationen zu psychotherapeutischen Behandlungsangeboten in Deutschland, Österreich und in der Schweiz sowie zu Fachgesellschaften für Essstörungen lassen sich am Ende von Kapitel 9.1 bzw. im Kasten auf Seite 45 finden.

9.6 Gibt es noch weitere Hilfen?

Vielen Jugendlichen hilft es, wenn sie ihre Erlebnisse neben der Psychotherapie durch Gestalten (stricken, töpfern, malen, fotografieren, Filme aufnehmen, Geschichten schreiben) oder durch Musik (singen, ein Instrument spielen, in einer Band spielen, in einem Chor mitmachen) verarbeiten. Wieder andere können sich entspannen und ablenken, wenn sie mit Tieren zusammen sind. Haustiere und Hobbys, die Tiere beinhalten, wie Reiten, Hunde spazieren zu führen, im Tierheim auszuhelfen, Katzen und Hunde zu hüten, können Energie spenden und so wie andere Freizeitbeschäftigungen indirekt die Behandlung der Bulimie fördern.

Für Eltern, Geschwister und andere Bezugspersonen ist es wichtig zu erfahren, dass man nicht allein ist. Darum hilft es vielen, sich in Gruppen mit anderen auszutauschen, die Ähnliches erleben. Solche Gruppen werden „Selbsthilfegruppen" genannt. In Selbsthilfegruppen erfahren Angehörige, was anderen Familien dabei geholfen hat, betroffene Jugendliche bei der Bewältigung der Bulimie zu unterstützen, und sie hören von Schwierigkeiten, die sie selbst auch kennen. Wissenschaftliche Untersuchungen zeigen, dass die Erfahrung, dass andere einen Schritt weitergekommen sind, oder Familien kennenzulernen, die noch einen weiteren Weg vor sich haben als man selbst, die Durchhaltekraft stärkt und die Stimmung verbessert. Probieren Sie es aus! Im folgenden Kasten sind Anlaufstellen aufgeführt, an die Sie sich wenden können.

Anlaufstellen für Selbsthilfegruppen

Deutschland:

- Bundesinstitut für Öffentliche Gesundheit (BIÖG): Selbsthilfeangebote und digitale Treffen von Selbsthilfegruppen
  https://essstoerungen.bioeg.de/hilfe-finden/welche-weiteren-hilfen-gibt-es/selbsthilfe/
- ANAD Versorgungszentrum Essstörungen: Angebote für Angehörige
  https://www.anad.de/beratung/angehoerige/

Österreich:

- Selbsthilfegruppen der Österreichischen Gesellschaft für Essstörungen
  https://www.oeges.or.at/Essstoerungen/Hilfe-fuer-Betroffene/Selbsthilfe/

Schweiz:

- Arbeitsgemeinschaft Ess-Störungen (AES): Gesprächsgruppe für Angehörige, Eltern und Bezugspersonen
  https://www.aes.ch/angebot/gespraechsgruppen
- Gruppenliste der Stadt Zürich und Regionen
  https://www.selbsthilfezuerich.ch/shzh/de/selbsthilfe-gesucht/gruppenliste.html

Anhang

Zitierte Literatur

Munsch, S. & Forrer, F. (2026). *Bulimia nervosa* (Leitfaden Kinder- und Jugendpsychotherapie). Göttingen: Hogrefe.